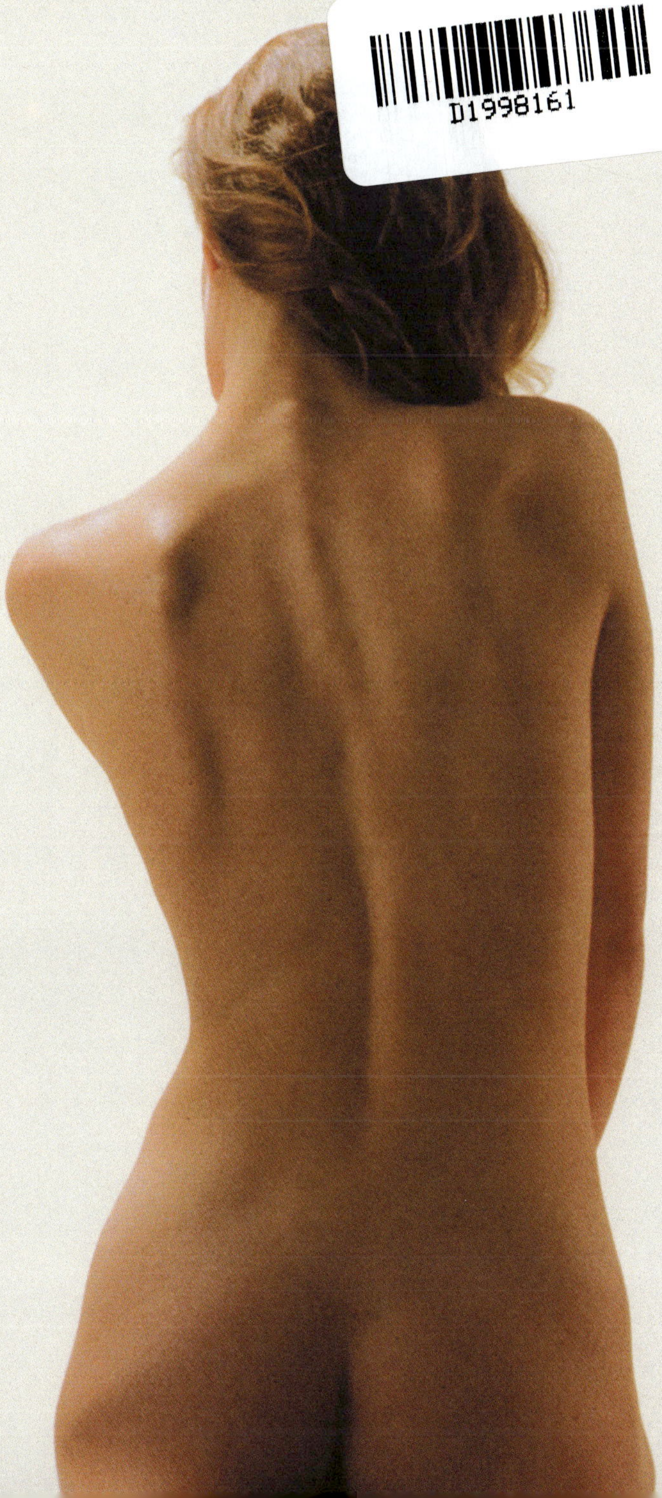

Mein Körper – meine Gesundheit

Gaby Schwarz

Mein Körper – meine Gesundheit

Sanft heilen

Das Wohlbefinden stärken

Unbeschwerter leben

Gesundheitsratgeber für Frauen

Seehamer Verlag

Hinweis des Verlages
Die in diesem Buch enthaltenen Informationen und Anleitungen sind nach bestem Wissen und Gewissen zusammengestellt. Eine Haftung kann nicht übernommen werden.

Redaktion und Produktion:
Dr. Reitter & Partner Verlag, Vaterstetten
Umschlaggestaltung: Bine Cordes, Weyarn
Umschlagfoto: PhotoAlto
Foto Vor- und Nachsatz: PhotoAlto
Printed in Austria
ISBN 3-934058-51-5

Inhalt

Einleitung

War vor allem die Männerwelt noch bis vor wenigen Jahren der festen Meinung, dass Frauen eindeutig das schwache Geschlecht sind, so weiß man heute, dass dies ganz und gar nicht zutrifft. Im Vergleich zu Männern

- werden Frauen im Durchschnitt wesentlich älter,
- sind Frauen belastungsfähiger,
- werden Frauen seltener krank.

Diese Erkenntnisse stammen keineswegs aus der Frauen-Emanzipations-Literatur, sondern sind wissenschaftlich durch klinische Studien belegt, die übrigens meist von Männern geleitet werden. Dennoch wird heute noch immer überaus heftig und sehr kontrovers diskutiert, ob Frauen wegen der oben aufgezählten Eigenschaften nun das „starke“ oder doch das „schwache“ Geschlecht sind. Eine solche Festlegung wollen sie aber eigentlich gar nicht. Frauen können stark und schwach sein und unterscheiden sich diesbezüglich nicht von den Männern. Ihre vermeintliche Schwäche ist keineswegs auf natürliche Gegebenheiten zurückzuführen, sondern resultiert aus den Anforderungen unserer modernen Gesellschaft.

Die „dreifache“ Frau

Heute wird die Tatsache, dass auch „Frau“ eine berufliche Karriere machen kann und will, von der (Männer-)Gesellschaft nicht nur toleriert, sondern mittlerweile auch akzeptiert. Dass sich für sie dadurch die Alltagsbelastung nicht nur verdoppelt, sondern mindestens verdreifacht, wird dabei nur wenig bedacht, und es wird kaum Rücksicht darauf genommen. Schließlich müssen berufstätige Frauen den Haushalt auf Trab halten (Männer sind hier nur selten eine wirkliche Hilfe), und auch die Kinder berufstätiger Mütter müssen bei den Hausaufgaben betreut, in den Kindergarten gebracht und bekocht werden. Auch in diesem Punkt verlassen sich die meisten Männer noch immer auf ihre Frau, die ja „alles wunderbar im Griff hat“. Erfreulicherweise zeigt sich jedoch zunehmend die Tendenz, dass sich Männer zumindest in die Kinderbetreuung immer mehr einbeziehen lassen und auf diese Weise ihre Frau entlasten. Es wird aber noch einige Zeit zum Umdenken in Anspruch nehmen, bis sich ein Mann und Vater ebenso selbstverständlich um Haushalt und Kindererziehung kümmert wie die Frau.

Außer Beruf und Kind erfüllt „Frau“ zudem noch eine dritte Rolle, die zu vernachlässigen sich böse rächen kann. Jede Frau möchte auch die begehrte Geliebte ihres Partners sein, möchte attraktiv und hübsch für ihn aussehen, sich Zeit für ihn und mit ihm nehmen. Kommt dies in einer Partnerschaft zu kurz, so ziehen Konflikte herauf, die bis zur Trennung führen können.

Sich neben Beruf, Partner, Kindern und Haushalt noch Freiraum für sich selbst zu schaffen fällt den meisten Frauen überaus schwer. Vom permanent schlechten Gewissen geplagt, dass man die Familie durch den Wunsch nach Berufstätigkeit „vernachlässigt“, wird ihr jede freie Minute gewidmet. Doch Frauen brauchen auch Zeit für sich – einfach mal alle fünf gerade sein lassen, die Seele baumeln lassen, frei zu sein von Pflichten und Aufgaben, nur das tun, was man selber will. Gibt man diesem Bedürfnis, das übrigens jeder Mensch – egal ob Frau oder Mann – verspürt, keinen Raum, so leiden Seele und Körper.

Frauen bevorzugen die „natürliche“ Medizin

Verschiedene Untersuchungen und statistische Erhebungen weisen nach, dass vor allem Frauen bei der Behandlung kleinerer wie auch größerer Beschwerden zur Naturheilkunde tendieren. Nahezu zwei Drittel bevorzugen diesen sanften Weg und greifen nicht mit Chemie in ihren Körper ein, sondern geben naturheilkundlichen Maßnahmen den Vorrang. Einen vergleichbaren Trend findet man hinsichtlich der Ernährung. Auch hierbei greifen immer mehr Frauen beispielsweise auf naturbelassene Lebensmittel aus ökologischem Anbau zurück.

Warum sind es gerade die Frauen, die ganzheitliche Behandlungsmethoden den „schulmedizinischen“ vorziehen? Eine der Antworten liegt wohl darin, dass vor allem die typischen Frauenbeschwerden nicht allein auf „Fehlfunktionen“ des Körpers beruhen, sondern dass dabei auch die Seele eine sehr wichtige Rolle spielt. So haben beispielsweise Menstruationsbeschwerden oder auch Wechseljahresprobleme eine entscheidende seelische Komponente. Synthetische Medikamente wie Schmerzmittel beseitigen zwar schnell das Symptom „Schmerz“, vernachlässigen dabei jedoch den psychischen Aspekt völlig.

Ein weiterer Grund für das hohe Ansehen naturheilkundlicher Maßnahmen bei Frauen ist wohl deren besseres Verständnis für ihren Körper. Waren früher die verschiedenen Phasen, die „Frau“ während ihres Lebens durchläuft (Pubertät, fruchtbare Jahre, Wechseljahre), mit Tabus belegt, so sind diese heute weitestgehend gebrochen. Die meisten Frauen setzen sich jetzt selbstbewusst und engagiert mit ihrem Körper sowie den für die einzelnen Lebensabschnitte typischen Veränderungen auseinander. Sie „ergeben" sich nicht mehr wie unsere Mütter und Großmütter hilflos oder voller Angst ihrem „Schicksal", sondern sind und werden aktiv.

Während eines Großteils ihres Lebens bestimmt das Wechselspiel der Hormone das Befinden wohl aller Frauen. Auf dieses Wechselspiel sind sehr viele typisch „weibliche" Beschwerden zurückzuführen. Chemie greift häufig störend in das Zusammenwirken der Hormone ein und belastet den Körper noch zusätzlich. Natürliche Therapiemethoden wirken dagegen sanft regulierend auf das hormonelle Zusammenspiel, und führen dabei nicht zu gravierenden Veränderungen in diesem hoch empfindlichen Regelkreis.

Moderne Frauen wünschen sich eine möglichst „natürliche" Medizin, mit der sie sich auch selber bei bestimmten Beschwerden Linderung verschaffen können, dabei aber nicht den Körper noch mehr belasten und auch der Seele etwas Gutes tun.

Die Natur hilft heilen

Gegen viele „typisch weibliche" Beschwerden bietet uns die Natur eine breite Palette natürlicher Produkte. Von der richtigen Ernährung über die Bewegung bis hin zu Wasseranwendungen und pflanzlichen Mitteln liefert sie uns sanfte Alternativen. Mit naturheilkundlichen Maßnahmen lindern Sie nicht nur Ihre Beschwerden, sondern sie helfen Ihnen auch, sich zu entspannen. Probieren Sie selber aus, welches der im folgenden Kapitel erläuterten natürlichen Heilmittel Ihnen am meisten zusagt. Da alle natürlichen Maßnahmen erst nach einer bestimmten Zeit zum gewünschten Erfolg führen, sollten Sie Ihrem Körper daher Zeit geben, sich auf diese Medizin einzustellen. Trotz aller Erkenntnisse über die Heilkräfte der Natur ist es erforderlich, die gesundheitlichen Symptome von einem (evtl. naturheilkundlichen) Arzt abklären zu lassen und die sanften Behandlungsmaßnahmen mit ihm zu besprechen. Bei manchen Erkrankungen kann auf die Hilfe der Chemie nicht verzichtet werden; naturheilkundliche Methoden finden in diesen Fällen jedoch als Unterstützung der Behandlung ihren berechtigten Einsatz.

Sanfte Heilmethoden: ein Überblick

Wir möchten Ihnen hier die wichtigsten sanften Heilmethoden vorstellen, die im Hauptteil unseres Buches ab Seite 47 zur Anwendung empfohlen werden. Manche haben den Weg zu uns erst vor relativ kurzer Zeit gefunden, beispielsweise asiatische Heilverfahren, andere wiederum wie z. B. die Naturheilkunde werden hierzulande schon seit Urzeiten eingesetzt, sind aber erst neuerdings von der Schulmedizin anerkannt worden, beispielsweise die Phytotherapie. Für weitere fehlen auch heute noch klinische Beweise für ihre Wirkweise, doch ist unumstritten, dass sie helfen, so zum Beispiel die Reflexzonenmassage. Alle diese Anwendungen haben jedoch auch ihre Grenzen. Deswegen sollten Sie sich stets mit Ihrem Arzt beraten, wenn Sie sanfte Heilmethoden anwenden möchten. Nur er kann Ihnen die individuell wirksamste benennen. Schwere Erkrankungen bedürfen auf jeden Fall einer medikamentösen Behandlung, hier können sanfte Heilmethoden nur als Begleittherapie dienen.

Die Aromatherapie

Hierunter versteht man den gezielten Einsatz ätherischer Öle zur Linderung körperlicher und seelischer Beschwerden. Die Aromatherapie ist ein wichtiger Bestandteil der naturheilkundlichen Medizin. Ihre Wirkung kennt man bei uns in Deutschland seit den 30er Jahren des 20. Jahrhunderts.

Jede Pflanze enthält ätherische Öle: flüchtige, stark duftende Stoffe, die sie vor Pilzen, Bakterien, Parasiten und verschiedenen Krankheiten schützen. Die Öle werden in bestimmten Drüsen der Pflanze gebildet und im Pflanzenkörper gespeichert. Gewonnen werden ätherische Öle durch Destillation, Extraktion und Pressung. Ihre gesundheitsfördernde Wirkung wird auf drei unterschiedlichen Wegen erzielt:

Durch *Inhalieren* gelangen die Inhaltsstoffe der ätherischen Öle über die Nase in das Gehirn und wirken dort auf Stimmungen sowie Gefühle. Dadurch erhöht sich einerseits die Konzentrationsfähigkeit, andererseits kann man sich wesentlich besser entspannen. Auch über *Haut und Schleimhäute* werden die Wirkstoffe aufgenommen, gelangen auf diesem Weg in den Blutkreislauf und beeinflussen so den ganzen Organismus. Die *innerliche Anwendung,* beispielsweise durch Schlucken, ist zwar möglich, sollte aber nur nach eingehender Rücksprache mit einem Sie behandelnden Arzt oder Heilpraktiker erfolgen.

Die wichtigsten ätherischen Öle

Angelika *(Angelica archangelica)*

- wirkt antiseptisch
- stärkt das Immunsystem
- löst Schleim
- fördert Durchblutung und Verdauung
- beruhigt die Nerven, vertreibt Angst
- stabilisiert das innere Gleichgewicht

Anis *(Pimpinella anisum)*

- lindert den Husten
- löst Blähungen
- wirkt regulierend bei Menstruations- und Verdauungsstörungen

Arnika *(Arnica montana, A. chamissonis)*

- wirkt desinfizierend
- hemmt Entzündungen
- fördert die Wundheilung
- lindert Übelkeit

Baldrian *(Valeriana officinalis)*

- beseitigt Nervosität und Unruhe
- hilft bei Schlaflosigkeit

Basilikum *(Ocimum basilicum)*

- fördert die Verdauung
- löst Krämpfe
- wirkt antiseptisch
- beruhigt, entspannt, muntert auf

Bergamotte *(Citrus aurantium* spp. *bergamiae)*

- wirkt antiseptisch und antiviral
- senkt Fieber
- entkrampft
- beruhigt, entspannt, löst Ängste, hellt die Stimmung auf

Cajeput *(Melaleuca cajeput)*

- wirkt antiseptisch und antiviral
- löst Schleim
- fördert die Durchblutung
- lindert Schmerzen
- entspannt die Muskulatur

Cistrose *(Cistus ladaniferus)*

- fördert die Durchblutung
- löst Krämpfe
- wirkt antiseptisch
- hebt die Stimmung, stellt inneres Gleichgewicht her

Douglasfichte *(Pseudotsuga menziesii)*

- stärkt das Immunsystem
- wirkt antibakteriell
- löst Schleim
- lindert Schmerzen
- regt an

Estragon *(Artemisia dracunculus)*

- fördert die Verdauung
- wirkt antiviral
- löst Krämpfe
- entspannt

Eukalyptus *(Eucalyptus globulus Labill)*

- hilft bei Erschöpfung
- lindert Husten, Bronchitis und Asthma

Fenchel (süß; *Foeniculum vulgare dulce)*

- fördert Verdauung und Durchblutung
- löst Blähungen, Krämpfe und Schleim
- entgiftet
- beruhigt, entspannt

Geranie *(Pelargonium graveolens)*

- wirkt antiviral, antientzündlich und antibakteriell
- löst Krämpfe
- gleicht aus, hebt die Stimmung

Grapefruit *(Citrus paradisii)*

- löst Krämpfe
- senkt Fieber
- wirkt antiseptisch
- hebt die Stimmung, regt an, wirkt ausgleichend

Hopfen *(Humulus lupulus)*

- ▷ regt den Appetit an
- ▷ reduziert nervöse Erregung, hilft bei Schlafproblemen
- ▷ lindert Migränebeschwerden

Ingwer *(Zingiber officinalis)*

- ▷ löst Blähungen
- ▷ stärkt den Magen

Jasmin *(Jasminum grandiflorum)*

- ▷ löst Krämpfe
- ▷ entspannt, wirkt tonisierend und harmonisierend

Kamille *(Chamomilla recutita)*

- ▷ beruhigt
- ▷ lindert akute Magenbeschwerden
- ▷ wirkt entzündungshemmend, fördert die Wundheilung

Kanuka *(Kunzea ericoides)*

- ▷ wirkt antirheumatisch, antientzündlich, antiseptisch
- ▷ fördert die Durchblutung
- ▷ stärkt das Immunsystem
- ▷ hebt die Stimmung, vitalisiert

Koriander *(Coriandrum sativum)*

- ▷ löst Blähungen und Krämpfe
- ▷ beruhigt, regt an

Kreuzkümmel *(Cuminum cyminum)*

- ▷ fördert Verdauung und Durchblutung
- ▷ löst Blähungen und Krämpfe
- ▷ regt den Appetit an

Lavendel

a) Echter Lavendel *(L. angustifolia)*
- ▷ vertreibt Angst, fördert den Schlaf, hebt die Stimmung, beruhigt

b) Speiklavendel *(Lavandula spica)*
- ▷ löst den Schleim, wirkt antimikrobiell, erleichtert das Abhusten
- ▷ erhöht den Blutdruck, regt den Geist an, fördert logisches Denken, wirkt gegen Lustlosigkeit und Müdigkeit

c) Lavandin *(Lavandula hybrida)*
- ▷ regt Herz und Kreislauf an
- ▷ lindert Schmerzen
- ▷ wirkt antientzündlich
- ▷ löst Krämpfe
- ▷ fördert geistige und körperliche Vitalität
- ▷ entspannt, beruhigt, löst Angst und seelische Spannungen

d) Schopflavendel *(Lavandula stoechas)*
- ▷ löst den Schleim
- ▷ fördert die Wundheilung

Lemongras *(Cymbopogon flexuosus)*

- ▷ wirkt antiseptisch und antiviral
- ▷ hebt die Stimmung, regt an

Limette *(Citrus aurantifolia)*

- ▷ löst Krämpfe
- ▷ wirkt antiseptisch
- ▷ hebt die Stimmung, erheitert, führt zum inneren Gleichgewicht

Litsea *(Litsea cubeba)*

- wirkt antibakteriell
- löst Blähungen und Krämpfe
- beruhigt, stimmt friedlich

Mairose *(Rosa centifolia)*

- wirkt antiviral, antiseptisch und antientzündlich
- fördert die Wundheilung
- gleicht aus, beruhigt

Mandarine *(Citrus reticulata)*

- löst Krämpfe
- wirkt antiseptisch und fiebersenkend
- hebt die Stimmung, regt an

Manuka *(Leptospermum scoparium)*

- wirkt antibakteriell, antimykotisch und antientzündlich
- löst Schleim
- lindert Schmerzen
- stabilisiert, schützt das Nervensystem

Melisse *(Melissa officinalis)*

- beruhigt, lindert Nervosität
- hilft vor allem bei Einschlafstörungen
- wirkt entzündungshemmend

Mimose *(Acadia dealbata)*

- heitert auf, hebt die Stimmung, wirkt ausgleichend und ermutigend

Neroli *(Citrus aurantium bigardia)*

- löst Krämpfe
- beruhigt, vertreibt Angst, hebt die Stimmung, entspannt

Niaouli *(Melaleuca viridiflora)*

- wirkt antiseptisch, antibakteriell, antimykotisch, antiviral und antientzündlich
- lindert Schmerzen
- senkt Fieber
- löst Schleim
- stärkt das Immunsystem
- stimuliert, stimmt gelassen

Palmarosa *(Cymbopogon martinii)*

- wirkt antiviral, antimykotisch, antibakteriell und antientzündlich
- stärkt das Herz
- beruhigt, gleicht aus, hebt die Stimmung

Pfefferminze *(Mentha piperita)*

- wirkt gegen Übelkeit und Brechreiz
- löst Magen- und Darmkrämpfe
- hilft bei Gallenbeschwerden
- stärkt die Abwehr
- wirkt antimykotisch und antientzündlich
- entgiftet
- fördert die Durchblutung
- senkt Fieber
- lindert Kopfschmerzen und Migräne
- klärt und erfrischt

Rosenholz *(Aniba rosaeodora)*

- wirkt antiviral, antibakteriell und antimykotisch
- beruhigt

Rosmarin *(Rosmarinus officinalis)*

- stimuliert Kreislauf und Stoffwechsel, fördert die Durchblutung
- lindert Schmerzen
- löst Schleim
- wirkt antiseptisch
- stärkt das Gedächtnis, fördert die Konzentrationsfähigkeit

Sandelholz *(Santalum album)*

- beruhigt, stellt das innere Gleichgewicht wieder her

Schwarzkümmel *(Nigella sativa)*

- löst Blähungen, hilft gegen Durchfall
- lindert Gallenkoliken

Tea-Tree *(Melaleuca alternifolia)*

- wirkt antibakteriell, antiviral, antimykotisch und antientzündlich
- lindert Schmerzen und Juckreiz
- stärkt die Seele

Thymian *(Thymus vulgaris)*

- wirkt antiseptisch
- stimuliert das Immunsystem
- löst den Schleim
- regt den Appetit an
- stärkt das Gedächtnis

Vetiver *(Vetiveria zizanoides)*

- baut auf, entspannt

Wacholder *(Juniperus communis)*

- löst Krämpfe
- wirkt harntreibend
- regt an, kräftigt
- beruhigt

Ylang-Ylang *(Cananga odorata)*

- löst Krämpfe
- entspannt, gleicht aus

Zedernholz *(Cedrus atlantica)*

- wirkt antiseptisch
- stärkt das Immunsystem
- löst Schleim
- beruhigt, stellt das innere Gleichgewicht wieder her, baut auf, ermutigt

Zitrone *(Citrus limon)*

- senkt Fieber
- wirkt antiseptisch und antientzündlich
- regt an, hebt die Stimmung, fördert die Konzentrationsfähigkeit

Zypresse *(Cupressus sempervirens)*

- wirkt antiseptisch und gefäßverengend
- löst Krämpfe
- fördert die Konzentrationsfähigkeit, gleicht aus

Wie werden ätherische Öle angewendet?

Duftlampe

Meist gibt man die ätherischen Öle in Duftlampen, die in den verschiedensten Materialien erhältlich sind (beispielsweise Stein, Glas, Keramik). Man füllt Wasser in eine Verdunstungsschale und fügt dann ein paar Tropfen des jeweiligen ätherischen Öls hinzu. Als Wärmequelle für Duftlampen eignen sich Teelichter oder elektrische Heizquellen. Achten Sie darauf, dass die Schale nicht zu stark erhitzt wird, denn bei Temperaturen über 50 °C werden die ätherischen Öle zerstört. Auch sollte die Duftlampe nicht stundenlang in Betrieb sein; etwa eine Stunde reicht für die therapeutische Anwendung aus.

Inhalieren

Auch eine direkte Inhalation der Wirkstoffe des ätherischen Öls mit Wasserdampf ist möglich. Träufeln Sie dazu in eine Schüssel mit sehr heißem Wasser einige Tropfen des entsprechenden ätherischen Öls. Über Schüssel sowie Kopf stülpt man dann ein Handtuch und atmet die Dämpfe etwa fünf bis zehn Minuten lang tief ein.

Bäder und Massagen

Bäder oder Massagen mit ätherischen Ölen werden ebenfalls als wirksame Methoden der Aromatherapie überaus geschätzt.

Für ein *Vollbad* gibt man in das Badewasser (Temperatur: 35 bis 39 °C) einige Tropfen ätherischen Öls. Dieses sollte vorher mit einer fetthaltigen Substanz (Milch, Sahne) vermischt werden, damit es sich besser im Wasser verteilt. Legen Sie sich eine Viertelstunde in das angenehm warme Wasser, und entspannen Sie sich. Anschließend sollte man sich trockenreiben und noch für einige Zeit ins Bett legen.

Eine weitere wichtige und wirksame Anwendungsform der Aromatherapie ist die *Massage*. Die Kombination von Massage und ätherischen Ölen lässt die Muskulatur entspannen, und die Aromen der Öle sorgen für allgemeines Wohlbefinden. Das ätherische Öl wird mit einem Trägeröl (Traubenkernöl, Aloe-vera-Öl, Mandelöl, Johanniskrautöl oder Jojobaöl) verbunden, um es zu verdünnen und so für die Massage geeignet zu machen. Da die Massage mit ätherischen Ölen spezielle Kenntnisse voraussetzt, sei hier auf die entsprechende Spezialliteratur verwiesen, beispielsweise auf *Die Welt der Düfte. Handbuch der Aromatherapie* von Erich Keller, erschienen im Seehamer Verlag.

Das autogene Training

Autogenes Training ist eine Form der sehr tiefen Entspannung. Mithilfe mentaler Übungen werden die Folgen von Stress oder bestehender Krankheiten auf Körper und Geist reduziert. „Autogen" bedeutet, dass der entspannte Zustand „von innen erzeugt" wird, was dieses Training von der Hypnose unterscheidet, die von außen hervorgerufen wird.

Dazu muss man einfache mentale Übungen erlernen, durch welche die Stressreaktion im Körper blockiert wird. Mithilfe dieser Übungen kann man sich sowohl geistig wie auch körperlich vom Alltagsstress erholen. Durch Schlüsselsätze wie „Meine Beine sind schwer und warm" wird die Aufmerksamkeit auf körperliche Reaktionen gelenkt, wenn die Entspannung beginnt. Später dann soll psychische Spannung auf direktem Weg, beispielsweise durch Schreien, gelöst werden.

Autogenes Training muss (wie gesagt) erlernt werden. Die Meinungen darüber, wie dies erfolgen soll, gehen auseinander.

Einerseits wird empfohlen, entsprechende Kurse (die u. a. so gut wie jede Volkshochschule anbietet) zu besuchen und dort die Grundlagen unter Anleitung eines Fachmanns zu lernen. Dies hat den Vorteil, dass man bei den einzelnen Übungen konsequent zur Einhaltung der richtigen Reihenfolge angehalten wird, damit diese in Fleisch und Blut übergeht. Ein weiterer positiver Faktor von solchen Kursen ist das Gruppenerlebnis, vor allem, wenn der Kreis klein ist (max. 15 Teilnehmer) und so ein intensiver Erfahrungsaustausch stattfinden kann.

Andererseits soll die Entspannung von innen heraus geschehen („autogen"), und es erscheint widersprüchlich, sich dabei von einem Lehrer beeinflussen zu lassen. Heutzutage neigt man daher zunehmend mehr zu der Auffassung, dass autogenes Training (zumindest die Grundübungen) zu Hause unter Anleitung von Fachliteratur erlernbar ist. Zu nennen ist hier das grundlegende Werk *Das autogene Training. Konzentrative Selbstentspannung* des Berliner Nervenarztes Johann Heinrich Schultz; erstmals 1932 erschienen, ist dieser „Versuch einer klinisch-praktischen Darstellung" bis heute das Standardwerk geblieben. Aber auch die darauf basierenden populäreren Schriften von Gisela Eberlein sowie überaus zahlreiche andere Bücher, Videos und CDs erleichtern den Einstieg in das autogene Training.

Die Bach-Blütentherapie

Die Bach-Blütentherapie geht auf den englischen Arzt Dr. Edward Bach (1886–1936) zurück. Im Alter von 43 Jahren gab er aus Unzufriedenheit mit der Schulmedizin seine gut gehende Praxis in London auf und zog sich aufs Land zurück, wo er seine Theorie entwickelte, dass Heilung nicht von der wissenschaftlich betriebenen Medizin, sondern nur aus der Natur kommt. Kernpunkt dieser Theorie ist, dass im menschlichen Körper normalerweise eine Harmonie zwischen Seele und Persönlichkeit herrscht. Ist dieses Gleichgewicht gestört, kommt es zu einem Persönlichkeitskonflikt, und im Extremfall bricht eine Krankheit aus, falls der Mensch den Konflikt ignoriert.

Dr. Bach benannte zunächst sieben sog. zentrale negative Gemütszustände: Angst, Mutlosigkeit und Verzweiflung, Unsicherheit, Einsamkeit, fehlendes Interesse für die Gegenwart, Überempfindlichkeit und übermäßige Fürsorge. Diesen Gemütszuständen ordnete er sieben Bakteriengruppen zu, die seiner Meinung nach den Krankheitsbildern exakt entsprechen. Aufgrund seiner homöopathischen Erfahrungen behandelte er sie mit Mitteln, die er aus den jeweiligen Bakterien gewann, den sog. Bach-Nosoden. Obwohl die Therapie erfolgreich war, störte ihn, dass die Präparate nicht aus der Natur stammten, sondern von Bakterien. Daher suchte er nach Pflanzen, deren Blüten sich heilend auf jeden negativen Gemütszustand auswirken, und fand jene 37 Blütenessenzen, mit denen seine Therapie bis heute arbeitet. Als 38. Heilmittel entdeckte er *Rock Water,* Wasser aus einer Felsquelle. Den oben aufgeführten sieben zentralen Gemütszuständen ordnete Dr. Bach verschiedene Blütenessenzen zu:

- Angst: Aspen, Cherry Plum, Horn Beam, Mimulus, Red Chestnut, Rock Rose, Wild Oat
- Verzweiflung: Crab Apple, Elm, Larch, Oak, Pine, Star of Bethlehem, Sweet Chestnut, Willow
- Unsicherheit: Cerato, Gentian, Gorse, Scleranthus
- Einsamkeit: Agrimony, Heather, Impatiens, Water Violet
- Fehlendes Interesse für die Gegenwart: Chestnut Bud, Clematis, Honeysuckle, Olive, White Chestnut, Wild Rose
- Überempfindlichkeit: Agrimony, Centaury, Holly, Walnut
- Übermäßige Sorgen: Beech, Chicory, Rock Water, Vervain, Vine

Die 38 Bach-Blüten-essenzen

Die folgende Übersicht listet die von Dr. Edward Bach festgelegten 38 Heilmittel zusammen mit den negativen Gemütszuständen auf, gegen die sie angewendet werden können. Zurückgehend auf ihren Entdecker werden sie bis heute englisch benannt und entsprechend alphabetisch angeordnet (deutsche Pflanzennamen in Klammern). Die Tabelle wurde dem Ratgeber *Mehr Lebensharmonie durch Bach-Blüten* von Katja Scherf entnommen (Seehamer Verlag).

1 Agrimony *(Gewöhnlicher Odermenning)*
Wenn sich hinter einer fröhlichen Fassade ein schwermütiges, sorgenschweres Inneres verbirgt.

2 Aspen *(Zitterpappel)*
Bei unerklärlicher Angst, die im Inneren hochsteigt, als hätte man eine böse Ahnung von einem in naher Zukunft bevorstehenden Unheil – und doch lässt sich nicht beschreiben, vor was man sich fürchtet.

3 Beech *(Rotbuche)*
Wenn man schnell Kritik übt ohne Mitgefühl und Verständnis für den anderen – Kritik, die keinen Raum für Toleranz und positive Zuwendung den Mitmenschen gegenüber lässt.

4 Centaury *(Echtes Tausendgüldenkraut)*
Wenn es einem überaus schwer fällt bzw. schier unmöglich ist, „Nein zu sagen".

5 Cerato *(Bleiwurz)*
Wenn Zweifel an der eigenen Meinung stete Unterstützung der Mitmenschen notwendig machen: Man fragt um Rat, erkundigt sich, was denn andere denken, bittet um deren Urteil.

6 Cherry Plum *(Kirschpflaume)*
Gegen die Angst vor einem nicht zu kontrollierenden Wutausbruch, sodass eine psychische Verkrampfung entsteht und man innerlich nicht mehr loslassen kann.

7 Chestnut Bud *(Knospen der Rosskastanie)*
Wenn man sich immer wieder in dieselben Fehler verrennt.

8 Chicory *(Wegwarte)*
Wenn man sich selbst als Maß aller Dinge nimmt.

9 Clematis *(Gewöhnliche Waldrebe)*
Wenn die Gedanken überall sind, nur nicht in der Gegenwart.

10 Crab Apple *(Holzapfel)*
Wenn man vor lauter Ordnungszwang den „roten Faden“ verliert.

11 Elm *(Englische Ulme)*
Gegen das plötzliche Gefühl der Unfähigkeit.

12 Gentian *(Herbst-Enzian)*
Für den Skeptiker, den ewig Zweifelnden, den Pessimisten.

13 Gorse *(Europäischer Stechginster)*
Gegen das Gefühl: „Es hat alles keinen Zweck mehr.“

14 Heather *(Heidekraut)*
Gegen starke Ichbezogenheit und die stete Forderung nach Aufmerksamkeit.

15 Holly *(Stechpalme)*
Gegen Eifersucht und Missgunst, gegen Neid und Hassgefühle.

16 Honeysuckle *(Garten-Geißblatt)*
Gegen das Gefühl, dass früher alles besser war.

17 Hornbeam *(Hain- oder Weißbuche)*
Wenn man die alltäglichen Pflichten als einen Berg empfindet, den man nicht zu erklimmen können glaubt, obwohl man das tägliches Pensum dann doch immer noch schafft.

18 Impatiens *(Drüsiges Springkraut)*
Gegen Ungeduld und Gereiztheit.

19 Larch *(Europäische Lärche)*
Gegen Unsicherheit und Mangel an Selbstvertrauen.

20 Mimulus *(Gefleckte Gauklerblume)*
Hilft dem Ängstlichen.

21 Mustard *(Ackersenf)*
Gegen plötzlich einsetzende depressive Verstimmungen.

22 Oak *(Eiche)*
Wenn man immer weitermacht, obwohl man sich völlig erschöpft fühlt.

23 Olive *(Olive)*
Bei Erschöpfung und Antriebsschwäche.

24 Pine *(Schottische Waldkiefer)*
Gegen das Gefühl, sich ständig für etwas entschuldigen zu müssen oder für etwas verantwortlich zu sein.

25 Red Chestnut *(Rote Rosskastanie)*
Gegen die ständig Sorge um andere Menschen.

26 Rock Rose *(Gewöhnliches Sonnenröschen)*
Wenn man schnell in Panik gerät.

27 Rock Water *(Quellwasser)*
Wenn man überaus streng mit sich selbst ist und eigene Bedürfnisse häufig unterdrückt.

28 Scleranthus *(Einjähriges Knäuelkraut)*
Wenn man sich nicht entscheiden kann und leicht von einem Extrem ins andere verfällt.

29 Star of Bethlehem *(Doldiger Milchstern)*
Gegen das Gefühl, etwas nicht zu verkraften.

30 Sweet Chestnut *(Edelkastanie)*
Wenn man sich so überfordert fühlt, dass man resigniert.

31 Vervain *(Eisenkraut)*
Wenn man sich aus Übereifer verausgabt; für fanatisch veranlagte Menschen.

32 Vine *(Rankende Weinrebe)*
Gegen einen zu starken Willen.

33 Walnut *(Walnuss)*
Für im Grunde selbstsichere Menschen, die in einer Umbruchphase stecken und dabei plötzlich unsicher werden.

34 Water Violet *(Sumpfwasserfeder)*
Gegen ungerechtfertigten Stolz und damit verbundene Distanz zu seinen Mitmenschen.

35 White Chestnut *(Blüten der Rosskastanie)*
Wenn die Gedanken im Kopf Karussell fahren.

36 Wild Oat *(Waldtrespe)*
Wenn man den Sinn seines Lebens nicht zu finden glaubt.

37 Wild Rose *(Heckenrose)*
Wenn man innerlich aufgegeben hat, weil man glaubt, sowieso nichts ändern zu können.

38 Willow *(Gelbe Weide)*
Gegen das Gefühl, das Schicksal will einem nur Übles.

Rescue Remedy (Notfalltropfen aus folgenden Blütenessenzen: *Cherry Plum, Clematis, Impatiens, Rock Rose und Star of Bethlehem*): Bei extrem belastenden Situationen, aber auch bei kleineren Unfällen wie Verstauchungen, Prellungen, leichten Verbrennungen, kleinen Schnittwunden oder vor Operationen.

Rescue Cream (Salbe aus denselben Essenzen wie die Notfalltropfen sowie zusätzlich *Crab Apple*). Wirkt bei kleineren Verletzungen und Wunden, auch bei Sonnenbrand oder Verstauchungen. Nie in offene Wunden geben!

Die Anwendung der Bach-Blüten

Sämtliche Bach-Blütenessenzen bekommen Sie rezeptfrei in jeder Apotheke oder jedem Reformhaus. Die in so genannten Stock Bottles à 10 ml abgefüllten Ur-Essenzen gibt es einzeln oder als kompletten Satz aller 38 Bach-Blüten einschließlich der Notfalltropfen. Aus ihnen stellt man die zu verwendende Essenz her.

Zubereitung:
Praktischerweise stellt man sich für die regelmäßige Einnahme eine kleine Vorratsflasche zusammen.

- Dazu benötigt man ein sauberes 30-ml-Fläschchen mit Tropfer, stilles Mineralwasser und 45%-igen Alkohol zum Konservieren (für diejenigen, die Alkohol nicht vertragen, z. B. Kinder, verwendet man Obstessig).
- Pro 10 ml Flascheninhalt verwendet man 1 Tropfen der jeweiligen Essenz.
- Man kann die Essenzen in einem entsprechend großen Fläschchen kombinieren, doch sollten es nicht mehr als sechs verschiedene sein.
- Anschließend füllt man das Fläschchen zu drei Vierteln mit stillem Mineralwasser und zu einem Viertel mit Alkohol auf. Die Mixtur ist etwa drei Wochen haltbar, sofern das Fläschchen lichtgeschützt aufbewahrt wird.

Anwendung:

- Träufeln Sie viermal täglich vier Tropfen direkt auf die Zunge, oder nehmen Sie die Mischung mit etwas Wasser oder Tee ein.
- Behalten Sie die Tropfen einige Sekunden im Mund, und schlucken Sie sie dann runter.
- Die empfohlene Dosis ist ein Erfahrungswert; überdosieren können Sie Bach-Blüten aber nicht.

Die Entspannungstherapie

Ein entspannter Körper wirkt sich positiv auf den Geist aus, und umgekehrt. Durch Entspannung kann man den Blutdruck senken, den Herzrhythmus verlangsam und die Atmung regulieren. Doch Entspannung bedeutet nicht, dass man sich einfach abends auf die Couch legt und das Fernsehprogramm über sich ergehen lässt. Für echte Entspannung muss man sich Zeit nehmen, damit sich Geist und Körper beruhigen. Die Aufmerksamkeit ist dabei nach innen gerichtet, man hört sozusagen in sich hinein und kontrolliert bzw. beseitigt auf diese Weise die im Laufe des Tages angesammelten Auswirkungen von Stress. Richtig durchgeführt, steigert Entspannung das allgemeine Wohlbefinden und kann Krankheiten vorbeugen.

Anspannen und Lockern

Die Basis vieler Entspannungsübungen (so auch beim Yoga, siehe Seite 46) bilden das Anspannen und Lockern der Muskeln. So verspürt man die körperliche und geistige Entspannung bei jeder Bewegung. Hier die Grundübung:

Anwendung:

- Legen Sie sich auf eine Matte auf den Boden. Ziehen Sie die Knie an, und stützen Sie den Kopf mit Hilfe eines Kissens ab.
- Nun heben Sie den Kopf und spannen gleichzeitig die Bauchmuskulatur an.
- Diese Spannung wird einige Sekunden lang gehalten, dann löst man sie wieder.
- Führen Sie diese Übung mehrmals hintereinander durch, bis Sie sich entspannt fühlen und Ruhe bei Ihnen eingekehrt ist.

Die Visualisierung

Hierbei handelt es sich um eine Form der Tiefenentspannung. Dabei stellt man sich einen bestimmten imaginären Ort vor, an den man sich gedanklich zurückzieht. Während man entspannt und mit geschlossenen Augen auf dem Boden liegt, setzt man alle Sinne ein, um diesen Ort zu erkunden. Man fühlt seine Temperatur, riecht den Duft der Blumen, hört die Vögel singen. Auch ist es möglich, sich selbst in das Szenario mit einzubringen, um auf diese Weise beispielsweise eine Konfliktsituation zu lösen.

Die Ernährungstherapie

„Lasst unsere Nahrung so natürlich wie möglich!" forderte Prof. Dr. Werner Kollath bereits vor rund 50 Jahren. Er war einer unserer bedeutendsten Ernährungswissenschaftler und gilt als Begründer der Vollwerternährung. Doch schon lange vor ihm machte sich Pfarrer Kneipp (1821–1897) Gedanken zu einer gesunden Ernährungsweise, aber leider wird er viel zu selten mit der Vollwerternährung in Verbindung gebracht.

Die Grundregeln der Vollwertkost

Vollwertkost bedeutet, vollwertige, möglichst naturbelassene Produkte zu essen und sich saisongerecht und frischebetont zu ernähren. Stark verfeinerte Produkte wie Zucker, Auszugsmehl (Haushaltsmehl Type 405) und alle damit hergestellten Nahrungsmittel, extrahierte und raffinierte Fette sowie Genussmittel (Kaffee, schwarzer Tee, Alkohol, Tabak) stehen auf der Negativliste.

Die Vollwerternährung ist reich an pflanzlichen Produkten, wobei Vollkorngetreide und Getreidevollkornerzeugnisse im Vordergrund stehen. Gemüse sollte möglichst roh gegessen werden, auch milchsauer vergorene Gemüsesorten (Sauerkraut, eingelegtes Gemüse) werden empfohlen. Milch sollte ebenfalls naturbelassen sein (Rohmilch). Wärmebehandelte Milchprodukte sind zu meiden. Naturbelassene Fette und kaltgepresste Öle sind weitere wichtige Bestandteile der Vollwertkost.

Alle Nahrungsmittel sollten möglichst aus kontrolliert biologischem Anbau stammen, denn nur so ist gesichert, dass sie nicht nur vollwertig sind, sondern auch einen hohen Reinheitswert besitzen. Für diesen ist der Gehalt an Fremd- und Schadstoffen entscheidend, beispielsweise die Rückstände von Pflanzenschutz-, Dünge- und Tierarzneimitteln wie Antibiotika und Hormonen, außerdem Verunreinigungen, natürliche Giftstoffe, Umweltgifte sowie Zusatz- und Hilfsstoffe, die bei der Verarbeitung eingesetzt werden.

Die sechs Wertstufen der Vollwerternährung nach Prof. Kollath

1. Stufe: Natürliche Nahrung
Empfohlener Anteil an der Ernährung: 10 Prozent

Beispiele: *Nüsse, Getreide, Milch, Eier, Früchte, Gemüse*

2. Stufe: Mechanisch veränderte Nahrung
Empfohlener Anteil an der Ernährung: 20 Prozent
Beispiele: *Vollkornmehl, Buttermilch, Butter, Molke, kaltgepresste Öle*

3. Stufe: Enzymatisch veränderte Nahrung
Empfohlener Anteil an der Ernährung: 30 Prozent
Beispiele: *vergorene Fruchtsäfte, Sauerkraut, Sauermilchprodukte, Wein, Essig*

4. Stufe: Erhitzte Nahrung
Empfohlener Anteil an der Ernährung: 40 Prozent
Beispiele: *Vollkornbrot, gekochte Gemüse und Früchte, gekochte Milch*

5. Stufe: Konservierte Nahrung
Sollte gemieden werden.
Beispiele: *chemisch konservierte Produkte, geräuchertes und gesalzenes Fleisch, Trockenmilch, Weißbrot, Feingebäck; Gemüse und Früchte sowie Fisch und Fleisch in Dosen oder eingefroren*

6. Stufe: Präparate
Sollten gemieden werden.
Beispiele: *Zucker, Stärke, Vitaminmischungen, Fleischextrakt, Branntwein*

Die ersten vier Stufen bezeichnete Prof. Kollath als Kulturkost, die 5. und 6. Stufe als Zivilisationskost, welche gemieden werden sollte. Später wurde das Kollath-sche Vollwert-Prinzip in eine moderatere Form gebracht: Die Lebensmittel wurden in fünf Wertstufen (von Stufe 1 „Besonders empfehlenswert" bis Stufe 5 „Nicht empfehlenswert") eingeteilt. Für diese Bewertung werden der ernährungsphysiologische Wert, der Verarbeitungsgrad und nicht zuletzt ökologische sowie internationale Aspekte berücksichtigt.

Ernährungsempfehlungen nach Pfarrer Kneipp

Kneipp hatte seine eigene Vorstellung von einer gesunden Ernährung, die allerdings im Wesentlichen dem modernen Vollwert-Prinzip entspricht. Er ordnete die Nahrungsmittel zunächst nach ihrem Stickstoffgehalt in drei Gruppen ein: in stickstoffreiche, stickstoffarme und stickstofffreie Nahrungsmittel. Stickstoff kommt vor allem in eiweißreichen Lebensmitteln vor. Er ist für die Bildung körpereigener Eiweißstrukturen und für die Zellneubildung unentbehrlich. Deshalb sah Kneipp die stickstoffreichen Nahrungsmittel als besonders wichtig und wertvoll an.

„Obenan steht die Milch", begann Pfarrer Sebastian Kneipp die Auflistung der stickstoffreichen Nahrungsmittel in seinem Buch „So sollt ihr leben". Für den Säugling bis zum Greis sei sie das beste Lebensmittel überhaupt. Käse schneidet ebenfalls sehr gut ab, ist aber durch seinen Herstellungsprozess und diverse Zusätze (vor allem Salz!) wertmäßig der Milch unterlegen. Dann folgen die Hülsenfrüchte, die einerseits reich an Eiweiß (Stickstoff) sind, aber auch viele Ballaststoffe enthalten und deshalb gut sättigen. Fleisch und Fisch liefern ebenfalls wertvolles Eiweiß (Stickstoff). Kneipp räumte ihnen einen festen Platz in der Ernährung ein, riet aber dazu, magere Stücke zu bevorzugen und beide Lebensmittel nicht zu häufig zu verzehren.

Die nächste Gruppe umfasst Nahrungsmittel mit einem geringeren Stickstoffgehalt. Hierzu zählte Kneipp zunächst alle Getreidearten und die daraus hergestellten Produkte. Er plädierte für die Naturbelassenheit des Korns und für die Verwendung von Vollkornmehlen („Naturmehl"). Auch die Kartoffeln gehören in diese Kategorie. Seiner Zeit weit voraus fiel Kneipps Urteil über den ernährungsphysiologischen Wert von Eiern aus: Während das Ei damals als überaus gesund und nahrhaft galt, betrachtete Kneipp es kritisch, indem er meinte, das allgemeine Urteil über Eier sei viel günstiger, als sie es verdienten. Alles in allem lehnte er es ab, viele Eier zu essen, weil ihr Nährstoffverhältnis sehr unausgewogen sei (wenig Kohlenhydrate, keine Ballaststoffe). Die Hülsenfrüchte dagegen schätzte er hoch ein. Auch alle Gemüse und Obstarten werden empfohlen. Sie sollten allerdings möglichst roh genossen oder nur kurz gekocht bzw. gedünstet werden. Kneipp hielt auch nicht viel davon, Gemüse allein zu verzehren, sondern sah es lieber in Verbindung mit anderen Speisen. Zusätze wie Salz und eine übermäßige Verwendung von Gewürzen lehnte Kneipp ab, weil sie das Nahrungsmittel zu sehr verfälschten und den ursprünglichen Geschmack überdeckten.

Die Kategorie der stickstofffreien Nahrungsmittel umfasst sämtliche Fette und Öle. Nach der Kneippschen Auffassung sind sie minderwertig, weil sie keinen Stickstoff enthalten. Er räumte aber ein, dass diese Nahrungsmittel wichtig für den Organismus sind, doch ohne die Produkte aus den anderen Gruppen nicht auskommen.

Empfehlungen für die moderne gesunde Ernährung

Es gibt keine grundsätzlichen Einwände gegen Vollwertkost, doch muss man relativieren, dass sich einige der dargelegten Forderungen von Kollath und Kneipp heute nur schlecht realisieren lassen und auch nicht immer sinnvoll sind. Unbestritten müssen wir bestrebt sein, uns möglichst natürlich und frischebetont zu ernähren. Doch andererseits haben wir durch den Wandel der Zeit und die Entwicklung des sozialen Lebens heute andere Lebensverhältnisse als zu Zeiten Kneipps und Kollaths: Die Familien sind kleiner, es gibt zunehmend mehr Single-Haushalte, und häufig sind beide Ehepartner berufstätig; nur wenige Menschen können auf Obst und Gemüse aus dem eigenen Garten zurückgreifen, der internationale Handel wird immer extensiver, Produkte aus fernen Ländern sind für uns beinahe unverzichtbar geworden, und die Technik im Haushalt erleichtert die Vorratshaltung.

Diesen Veränderungen hat sich unsere Ernährung angepasst, doch muss sie deshalb noch lange nicht mangelhaft sein. Wenn wir versuchen, die Vollwertprinzipien möglichst oft in der Nahrungsauswahl und -zubereitung zu berücksichtigen, lässt sich durchaus eine gesunde und abwechslungsreiche Ernährung realisieren, die den Anforderungen an eine bedarfsgerechte Kost gerecht wird.

Die Ernährungstherapie heute

Mit Hilfe der Ernährungstherapie lassen sich verschiedene Krankheiten behandeln oder sogar vermeiden; dazu muss jeweils eine besondere Diät erstellt werden. Die moderne Ernährung der westlichen Welt weist oft eine Unterversorgung mit Nährstoffen auf, und das, obwohl Nahrungsmittel im Überfluss vorhanden sind. Dies erklärt sich dadurch, dass weniger eine Unterernährung als vielmehr eine Fehlernährung vorherrscht: Viele Lebensmittel sind ernährungsphysiologisch „wertlos".

Basis der Ernährungstherapie bildet die Annahme, dass der menschliche Körper aus Substanzen zusammengesetzt ist, die man auch in der Nahrung findet. Sobald eine davon nicht ausreichend oder zu reichlich vorhanden ist, gerät unser Organismus aus dem Gleichgewicht. Die Ernährungstherapie setzt auf eine grundlegende Umstellung der täglichen Ernährung. So sollten statt der üblichen fett- und cholesterinhaltigen Nahrung vor allem fettarme Kost mit einem hohen Anteil an Ballaststoffen, Obst und Gemüse auf dem Speiseplan stehen. Eine gesunde Ernährung besteht aus einer ausgewogenen Kombination von Kohlenhydraten, Proteinen und Fetten. Daneben ist eine ausreichende Versorgung mit Wasser sowie Vitaminen und Mineralstoffen wichtig. Mit diesen Nahrungselementen werden alle Bedürfnisse des Körpers abgedeckt.

Bei der Auswahl der Lebensmittel sollte die Frische erste Priorität haben. Frisches Gemüse und Obst, Fisch und

Fleisch sind konservierter Nahrung (z. B. Tiefkühlware oder Dosennahrung) unbedingt vorzuziehen. Grund dafür: Der Gehalt an wertvollen Inhaltsstoffen wird bei diesen Produkten durch die Verarbeitungsverfahren stark gemindert.

Übersicht: Lebensmittel und Nährstoffgruppen

Kohlenhydrate: Reis, Nudeln, Brot, Kartoffeln und Getreideprodukte

Eiweiß: Fisch, Fleisch, Geflügel, Käse und Milchprodukte, Hülsenfrüchte

Ballaststoffe: Gemüse, Getreide, Obst, ungeschälter Reis, Salate, Vollkornbrot

Für unser allgemeines Wohlbefinden ist ferner eine *ballaststoffreiche Kost* von Bedeutung. Sie fördert wegen ihres hohen Gehalts an Faserstoffen unsere Verdauung, wodurch eventuell in der Nahrung vorhandene Giftstoffe schneller ausgeschieden werden und so den Organismus weniger belasten. Außerdem eignen sich ballaststoffreiche Lebensmittel ideal für eine kalorienreduzierte Ernährung, da vom Körper nicht verwertbare Stoffe in ihnen enthalten sind.

Über eine Ernährungstherapie im Krankheitsfall, die eine optimale Versorgung des Körpers mit allen lebensnotwendigen Stoffen sicherstellt, sollte man den behandelnden Arzt oder Naturheilpraktiker befragen.

Dabei werden im Rahmen einer ausführlichen Beratung Krankengeschichte und Lebensgewohnheiten ausgelotet und anhand der erhaltenen Informationen ein individueller Ernährungsplan ausgearbeitet. Die Ratschläge sollten nicht auf die Ernährung beschränkt sein, sondern sich beispielsweise auch auf körperliche Bewegung (Schwimmen, Radfahren, Joggen) beziehen, welche die Wirkung einer gesunden Ernährung noch unterstützt.

Die optimale Mischung

Kohlenhydrate sollten gut die Hälfte, Eiweiße (Proteine) und Fette jeweils nicht mehr als ein Viertel der Nahrung ausmachen Alle drei Gruppen liefern ausreichend Wasser, Vitamine und Mineralstoffe.

Die homöopathische Therapie

Begründer der Homöopathie (griech. *homoios* = ähnlich und *pathos* = Leiden) war der deutsche Arzt Samuel Hahnemann (1755–1843). In Selbstversuchen fand er heraus, dass dieselben Substanzen, die bei einem gesunden Menschen bestimmte Erkrankungen auslösen, andererseits bei Patienten helfen, die bereits an diesen Krankheiten leiden. So stellte er 1790 fest, dass Chinarinde als Mittel zur Therapie der Malaria beim gesunden Menschen dieselben Beschwerden verursacht wie die Malaria, jedoch in deutlich abgeschwächter Form. Diese Beobachtungen entsprachen einer Theorie, die Hippokrates, der „Vater der Ärzte", schon 2200 Jahre vorher aufgestellt hatte: Symptome sind Ausdruck des Körpers für eine natürliche Bekämpfung der Krankheit. In der konventionellen Medizin werden dagegen die Symptome behandelt, da diese als Ausdruck der Erkrankung angesehen werden.

Leitsatz von Hahnemann war: „Similia similibus curantur" (lat. = Ähnliches soll mit Ähnlichem geheilt werden). Er verwendete niedrigste Konzentrationen der Präparate, und dabei entdeckte er, dass das Präparat umso stärker wirkt, je geringer seine Konzentration ist.

In der Homöopathie konzentriert man sich im Gegensatz zur konventionellen Medizin nicht auf die Krankheit, sondern auf den ganzen Menschen, also auf seinen körperlichen und geistigen Zustand. Um das richtige Präparat auszuwählen, benötigt der Homöopath daher eine möglichst vollständige Krankheitsgeschichte, die sowohl die körperlichen als auch die psychischen Aspekte des Patienten berücksichtigt. Homöopathische Heilmittel werden als Globuli (das sind kleine Kügelchen), Tinkturen, Cremes oder Pulver verordnet. Homöopathische Mittel erhält man ausschließlich in der Apotheke. Sie sind überwiegend rezeptfrei und meist erheblich preiswerter als andere Medikamente. Bei ärztlicher Verschreibung werden die Kosten von der Krankenkasse getragen. Wichtig: Homöopathika nie zusammen mit anderen Medikamenten lagern wegen sich gegenseitig störender physikalischer Schwingungen!

Obgleich das ausführliche Patientengespräch die wichtigste Voraussetzung für eine homöopathische Therapie ist, lässt sich auch eine Selbstbehandlung durchführen (Hinweise dafür finden Sie im Hauptteil dieses Buches bei dem jeweiligen Symptom. Die dort aufgeführten Mittel und Potenzen sind die bewährtesten, aber nicht die einzigen; helfen sie nicht, ist der Besuch beim Homöopathen unumgänglich).

Die Potenzen

Die Ausgangssubstanz – meist eine Pflanze – wird in Alkohol eingelegt, um so die wirksamen Bestandteile herauszulösen. Anschließend wird die alkoholische Lösung mehrfach verdünnt. Bei Rezepten findet man nach dem Namen der Substanz den Buchstaben C oder D und dahinter eine Zahl. Man spricht hier von Potenzen, sie geben den Verdünnungsgrad an. C steht für eine hundert-, D für eine zehnfache Verdünnung. Die Zahl gibt an, wie oft die Lösung um den Faktor 100 oder 10 verdünnt wurde. Beispiele: Eine D6-Potenz wurde 60 mal verdünnt, eine C6-Potenz 600-mal.

Achtung!

Sie müssen eine Selbstbehandlung abbrechen und zum Arzt gehen, wenn

- sich die Beschwerden rapide verschlimmern,
- starke Schmerzen oder hohes Fieber auftreten,
- die Beschwerden immer wiederkehren,
- die Selbstbehandlung nicht innerhalb von drei Tagen Abhilfe schafft.

Die Phytotherapie

Seit vielen Jahrtausenden schätzen die Menschen die Heilkraft von Pflanzen und haben ihre positiven Erfahrungen damit immer wieder an die nächste Generation weitergegeben. Neuerdings erleben pflanzliche Heilmittel bei uns eine Renaissance, und die Phytotherapie – sie wird definiert als „Behandlung und Vorbeugung von Krankheiten und Befindensstörungen durch Pflanzen, Pflanzenteile und deren Zubereitung“ – hat enormen Aufschwung genommen. So genannte Phytotherapeutika, also pflanzliche Heilmittel, gibt es in allen nur denkbaren Darreichungsformen. Die breite Palette reicht von Tees über Säfte und Pulver bis hin zu Tabletten, Kapseln und Dragees.

Speziell bei psychischen Erkrankungen wie depressiver Verstimmung, Angst und Schlaflosigkeit – vor allem während der Wechseljahre (siehe Seite 141) oder im Rahmen des prämenstruellen Syndroms (siehe Seite 111) zu beobachtenden Beschwerden – haben Phytotherapeutika wie Johanniskraut, Kava-Kava oder Baldrian ihren festen Platz und sind mittlerweile von der Schulmedizin anerkannt. Aber auch die Phytoöstrogene (hormonähnlich wirkende pflanzliche Inhaltsstoffe), haben sich in der Therapie von Wechseljahresbeschwerden fest etabliert.

Was sind Phytoöstrogene?

Phytoöstrogene können wie körpereigene Östrogene oder wie Antiöstrogene wirken. Ihre Effektivität ist jedoch nicht so stark ausgeprägt wie die der körpereigenen oder synthetisch hergestellten Hormone. Zu den wichtigsten Vertretern zählen die Isoflavonoide und Lignane. Sie wirken der Bildung von Tumoren entgegen und besitzen eine antioxidative Wirkung.

Baldrian

Schon Hippokrates und seine Schüler setzten vor nahezu 2500 Jahren Baldrian gegen Frauenleiden ein. In den Schriften der Hildegard von Bingen findet man ebenfalls den Baldrian mit seiner wohltuenden Wirkung erwähnt. In der traditionellen Volksmedizin galt Baldrian als das wichtigste Beruhigungsmittel für überspannte Nerven. Vor allem seine entkrampfende Wirkung machte ihn bei klimakterischen Frauenleiden so wertvoll.

Wie bei den meisten pflanzlichen Heilmitteln, so beruht auch beim Baldrian die medizinische Wirkung nicht auf einem einzigen Inhaltsstoff, sondern auf dem Zusammenspiel aller in der Wurzel enthaltenen Substanzen. Baldrian beruhigt die Nerven und lindert Beschwerden, die mit überreizten Nerven in Zusammenhang stehen. Baldrian wird auch gerne gegen Schlaflosigkeit angewendet.

Sie erhalten Baldrian in der Apotheke als Tinktur oder Tee. Es gibt ferner Dragees, die für die Einnahme bei Tag bzw. für die Nacht unterschiedlich hoch dosiert sind. Auch Baldrianwein dient der Beruhigung von Herz und Nerven. Unter der Bezeichnung „Valeriana“ werden überdies homöopathische Baldrianzubereitungen verkauft.

Johanniskraut

Bereits in der Antike wurde das Johanniskraut *(Hypericum perforatum)* als Heilmittel verwendet. Ärzte und Heiler setzten den blutroten Saft der Pflanze damals zur Wundheilung ein. Seit dem 19. Jahrhundert wurden die mit *Hypericum perforatum* erzielten Erfolge aufgezeichnet. Im 20. Jahrhundert wurde seine Wirkung erstmals auch pharmakologisch untersucht und wissenschaftlich belegt.

Seitdem erscheinen Johanniskraut-Präparate im Angebot zahlreicher pharmazeutischer Unternehmen, womit man dem wachsenden Wunsch vieler Patienten entgegenkommt, mit sanfter Natur gegen Krankheiten vorzubeugen und vorzugehen.

Insgesamt wachsen in Deutschland neun verschiedene Johanniskraut-Arten, von denen jedoch nur eine von medizinischer Bedeutung ist: *Hypericum perforatum* oder Tüpfelhartheu. Man erkennt es an den getüpfelt erscheinenden Blättern, welche die Öldrüsen enthalten. Die Blüten des bis zu einem Meter hohen Strauchs sind von goldgelber Farbe und enthalten den blutroten Saft.

Johanniskraut wirkt bei leichten und mittelschweren Depressionen. Die Inhaltsstoffe des Extrakts, den es in Form von Tabletten und Dragees in Apotheken und Reformhäusern zu kaufen gibt, greifen regulierend in den bei Depressionen aus dem Gleichgewicht geratenen Hirnstoffwechsel ein, beeinflussen so unseren Gemütszustand positiv und fördern die Entspannung. Die während der Wechseljahre (siehe Seite 141) oder im Rahmen des prämenstruellen Syndroms (siehe Seite 111) auftretenden depressiven Verstimmungen verschwinden. Voraussetzung ist jedoch, dass Johanniskraut-Präparate über einen längeren Zeitraum eingenommen werden, denn wie bei allen pflanzlichen Heilmittel, so dauert es auch beim Johanniskraut einige Zeit, bis die Wirkung einsetzt.

Johanniskraut gibt es nicht nur als Tabletten oder Dragees, Sie können es außerdem auch als Tinktur oder Tee erhalten. Als Saft ist Johanniskraut ebenfalls im Handel. Überdies sind homöopathische Präparate mit Johanniskraut in der Apotheke zu bekommen.

Achtung!

Wenn Sie Johanniskraut-Präparate einnehmen, sollten Sie sich nicht zu stark der Sonne aussetzen, um unangenehme Hautreaktionen zu vermeiden (auch kein Solarium!).

Kava-Kava

Während seiner dreijährigen ersten Forschungsreise lernte der britische Weltumsegler James Cook (1728–1779) auf den Südsee-Inseln den Kava-Strauch kennen. Die Eingeborenen brauten zu diversen Stammesfesten und -ritualen einen Kava-Trunk, der anregend wirkte, ohne jedoch das Bewusstsein einzuengen. Cook wagte zusammen mit seiner Mannschaft einen Selbstversuch und stellte fest, dass die Anstrengungen der Reise nach dem Genuss des Getränks deutlich besser zu ertragen waren.

Nach Europa gelangte Kava-Kava durch den Naturforscher und Botaniker Johann Georg Forster, der an der zweiten Weltumsegelung Cooks (1772 – 1775) teilnahm. Seit Beginn des 19. Jahrhunderts wurde Kava-Kava wissenschaftlich untersucht, doch erst 1990 interessierte sich das damalige Bundesgesundheitsamt und seine Arzneimittel-Kommission dafür. Heute ist Kava-Kava zur Behandlung von nervösen Angst-, Spannungs- und Unruhezuständen vom Gesetzgeber zugelassen – alles Symptome, die auch während der Wechseljahre auftreten können.

Der bis zu zwei Meter groß werdende Strauch besitzt sehr große und starke Wurzeln, aus denen der Extrakt gewonnen wird. Die darin enthaltenen Substanzen lösen Verkrampfungen und verringern die Erregbarkeit des Nervensystems, was den Einsatz von Kava-Kava bei nervösen Angst- und Unruhezuständen erklärt.

Mittlerweile gibt es eine breite Palette von Kava-Kava-Fertigpräparaten (Tabletten, Kapseln, Dragees), die sich in der Konzentration der Inhaltsstoffe unterscheiden. Folglich können diese Präparate auch nicht alle über die gleiche Wirkung in der gleichen Intensität verfügen.

Mönchspfeffer

Schon die Ärzte des antiken Griechenlands haben den Mönchspfeffer als Heilmittel bei bestimmten Erkrankungen der Gebärmutter eingesetzt. So findet man erste ausführliche medizinische Hinweise bei Hippokrates im 4. Jahrhundert v. Chr. Er verwendete den Mönchspfeffer gegen den „Blutfluss" und zur „Beförderung des Abgangs der Nachgeburt". Auch Dioskurides beschrieb die therapeutischen Vorteile des Mönchspfeffers. Er setzte Abkochungen von Samen und Kraut als Sitzbäder bei Erkrankungen der Gebärmutter und bei Entzündungen ein. Im 19. und beginnenden 20. Jahrhundert geriet dann der Mönchspfeffer bei den Ärzten in Vergessenheit, lediglich die Homöopathen beschäftigten sich weiter mit dieser Pflanze. Erst in jüngster Zeit ist sie wieder verstärkt in den Mittelpunkt des Interesses gerückt.

Der Mönchspfeffer ist ursprünglich im Mittelmeergebiet und auf der Krim beheimatet. Heute findet man den bis zu 4 Meter hohen Strauch auch in den meisten warmen Gebieten Asiens, Afrikas und Amerikas. An den meist hellila, eventuell auch rosarot gefärbten Blüten kann man sich von Juli bis August erfreuen. Für medizinische Zwecke werden die Früchte genutzt: runde, etwa 3,5 mm große, schwarz-braune Bruchfrüchte, die in ihren vier Fächern jeweils ein Nüsschen enthalten.

Die in den Früchten enthaltenen Substanzen gehören zur Gruppe der Phytoöstrogene (siehe Seite 33). Sie reduzieren die Freisetzung des Hormons Prolaktin, das in der Hypophyse (der Gehirnanhangsdrüse) gebildet wird. Während der Stillzeit wird die Prolaktin-Synthese gesteigert, wodurch eine vorübergehende Unfruchtbarkeit hervorgerufen wird und die Monatsblutung ausbleibt. Die Prolaktin-Bildung kann jedoch auch unabhängig vom Stillen beispielsweise durch Stress erhöht werden. Unerwünschte Zyklusstörungen, aber auch prämenstruelles Syndrom, sexuelle Unlust und sogar Unfruchtbarkeit können die Folgen sein, gegen die man Mönchspfeffer einsetzt.

Mönchspfeffer gibt es nur als Fertigpräparat in der Apotheke. Aufgrund seiner Wirkungen darf er nicht während der Schwangerschaft und der Stillzeit eingenommen werden.

Nachtkerze

Die Nachtkerze gehört zu den weniger bekannten Heilkräutern. Sie ist im Osten Kanadas und im Nordosten der Vereinigten Staaten beheimatet. Die Indianer Nordamerikas verwendeten die Nachtkerze traditionell gegen viele Krankheiten und Beschwerden, sie galt bei ihnen als Allheilmittel.

Die Nachtkerze wird zwei Jahre alt und blüht nur eine Nacht und einen Tag lang. Dies schuf den ersten Teil ihres Namens. Der zweite Teil basiert darauf, dass die Pflanze mit ihrem aufrechten Blütenstängel einer Kerze ähnelt.

Für medizinische Zwecke verwendet man die Öle, die man im Samen der Pflanze findet. Diese enthalten reichlich ungesättigte Fettsäuren, die unser Organismus dringend benötigt, selbst aber nicht produzieren kann. Wir müssen sie also über die Nahrung zuführen. Das Öl der Nachtkerze enthält einen hohen Anteil (71 %) einer besonders wichtigen ungesättigten Fettsäure, der Linolsäure. Schließlich konnte man noch die sehr seltene Gamma-Linolensäure mit einem Anteil von 9 % nachweisen. Sie bildet die Basis für eine gesunde Haut, denn sie steuert ihren Wasserhaushalt. Außerdem stellt der Organismus aus der Gamma-Linolensäure die so genannten Prostaglandine her, die direkt oder indirekt die Zellfunktion beeinflussen. Nachtkerzenöl wird heute meist in Form von Kapseln (0,5 g) angeboten und hilft gegen die Symptomatik des prämenstruellen Syndroms (siehe Seite 111). Da es erst nach einigen Wochen seine volle Wirkung entfaltet, sollten Sie rechtzeitig mit der Therapie beginnen.

Traubensilberkerze

Die Traubensilberkerze ist in Nordamerika und Kanada beheimatet. Dort wurde sie bereits von den Indianern als Heilpflanze überaus geschätzt. So sollte sie beispielsweise die Geburt erleichtern. Ihren Weg nach Europa fand die Pflanze im 19. Jahrhundert. Auch hier wurde sie gegen viele Beschwerden eingesetzt. Heute ist wissenschaftlich belegt, dass ihre Extrakte bei Wechseljahresbeschwerden (siehe Seite 141) und beim prämenstruellen Syndrom (siehe Seite 111) überaus hilfreich sind. Im Klimakterium werden sie als Alternative zur Hormonbehandlung empfohlen.

Das 30 bis 60 cm hohe Gewächs ähnelt mit seinen in Traubenform wachsenden weißen und zarten Blüten einer Kerze, woher es auch seinen Namen hat. Für die Heilkraft der Traubensilberkerze sind die Wurzeln verantwortlich, die im Herbst ausgegraben und getrocknet werden. Der wichtigste Inhaltsstoff – Cimicifugin (ein Gemisch aus Harzen und Bitterstoffen) – zählt zu den Phytoöstrogenen (siehe Seite 33). Da sie ähnlich wie die körpereigenen Östrogene wirken, jedoch nicht deren Nebenwirkungen haben, kann Cimicifugin das in den Wechseljahren fehlende Östrogen zumindest teilweise ersetzen. Auf diese Weise wirkt es den akuten Beschwerden im Rahmen einer Hormonverschiebung, wie sie beispielsweise bei den Wechseljahren auftreten, entgegen, und erleichtert die hormonelle Umstellung des Körpers. Die typischen Symptome wie Hitzewallungen und Schweißausbrüche werden gelindert oder verschwinden sogar vollständig.

Heute wird der Extrakt aus den Wurzeln der Traubensilberkerze nur noch als Fertigpräparat verwendet.

Kräutertees

Eine besondere Rolle bei den pflanzlichen Heilmitteln spielen die Kräutertees. Oft genügt es schon, den richtigen Tee zur richtigen Zeit zu trinken, um eine Erkrankung bereits im Anfangsstadium erfolgreich zu bekämpfen. Im Krankheitsfall können Kräutertees die verschiedensten Symptome lindern und die medikamentöse Behandlung unterstützen. Dabei verursachen Kräutertees, wenn sie richtig zubereitet und angewendet werden, keine unerwünschten Begleitwirkungen.

Die ältesten überlieferten Rezepte zu Kräutertees stammen aus dem 2. Jahrhundert v. Chr., aus der Epoche der Assyrer und Babylonier. Dioskurides, der ungefähr 40–80 nach Christus lebte und ein exzellenter Pflanzenkenner war, verfasste die erste Arzneimittellehre größeren Umfangs, die so genannte „Materia medica". Darin führte Dioskurides alle ihm damals bekannten Heilpflanzen auf – immerhin ungefähr 600 – beschrieb ihr Aussehen, ihre Standorte, ihre heilenden Wirkungen, ihre Anwendungen und ihre Zubereitung. Interessant ist, dass bereits in der „Materia medica" die häufigste Anwendungsform für Heilkräuter der Tee war.

In den folgenden Jahrhunderten kultivierte man das Wissen um die heilende Wirkung der Kräuter hauptsächlich in Klöstern. An das einfache Volk wurde es nur in den seltensten Fällen weitergegeben, es musste sich mit dem Wissen (das eigentlich eher Aberglaube war) der Scharlatane, Zauberer und Hexen zufrieden geben. Volkstümliche Kräuterbücher wurden erstmals im Zeitalter der Renaissance verfasst. Auch zu dieser Zeit war die häufigste Anwendungsform für Heilkräuter der Kräutertee.

Heute ist es der modernen Wissenschaft gelungen, die Wirksamkeit vieler Kräutertees zu belegen. Allerdings wurden auch viele Pflanzen, die beispielsweise im Mittelalter als heilbringend gepriesen wurden, als völlig unwirksam entlarvt. Nichtsdestotrotz verdankt die moderne Medizin die Ideen für einige Medikamente dem „alten" Wissen über Heilpflanzen.

Leicht und schnell zubereitet

Für Kräutertees gibt es drei verschiedene Zubereitungsverfahren, um die für eine Therapie wirksamen Inhaltsstoffe dem Kraut zu entziehen.

Der Aufguss:
Die häufigste Zubereitungsart für Kräutertees ist der Aufguss. Dabei übergießt man die getrockneten Kräuter mit kochendem Wasser, lässt den Tee anschließend fünf bis zehn Minuten ziehen und gießt ihn dann ab. Danach trinkt man den warmen Tee in kleinen Schlucken.

Weil bei dieser Zubereitung die Wärme nur kurz auf die Pflanze einwirkt, werden die wertvollen ätherischen Öle nicht zerstört. Der Aufguss eignet sich vor allem für Kamille und Pfefferminze.

Die Abkochung:
Hier werden die verwendeten Pflanzenteile im Wasser aufgekocht. Dazu gibt man sie in einen Topf, gießt sie mit einem halben Liter kaltem Wasser auf, verschließt den Topf mit einem Deckel und bringt alles langsam zum Kochen. In der Regel lässt man die Mischung bei reduzierter Hitze ungefähr 20 Minuten lang köcheln. Danach muss der Kräutertee abkühlen, bevor man ihn abseiht.

Mit diesem Verfahren löst man vor allem die Gerb-, Bitter- und Mineralstoffe aus den Pflanzenteilen, weshalb es sich hauptsächlich für Rinden, Wurzeln, Samen und Kerne eignet, die ihre wirkungsvollen Inhaltsstoffe erst nach längerer Wärmeeinwirkung freisetzen und somit heilend wirken.

Der Kaltauszug:
Mithilfe des Kaltauszugs, auch „Mazeration“ oder „Mazerat“ genannt, lassen sich besonders empfindliche Inhaltsstoffe aus den Kräutern lösen. Diese werden mit kaltem Wasser angesetzt, zugedeckt sechs bis zwölf Stunden stehen gelassen und anschließend abgeseiht. Damit sich keine schädlichen Keime bilden können, verwendet man dazu entweder abgekochtes Wasser oder kocht den Auszug vor dem Trinken kurz auf.

Die Reflexzonentherapie

Bei der Reflexzonentherapie (auch Reflexzonenmassage genannt) wird manueller Druck auf bestimmte Punkte an den Füßen (weniger effektiv auch an den Händen) ausgeübt. Ebenso bei Shiatsu und Akupressur (siehe Seite 42) geht man auch bei dieser Therapiemethode davon aus, dass durch den Druck auf einen bestimmten Punkt an Füßen oder Händen Energie im Körper stimuliert wird, durch die im zugehörigen Muskel oder Organ eine Reflexreaktion ausgelöst wird.

Auch bei der Reflexzonentherapie handelt es sich nicht um eine Erfindung unserer Zeit. Ihre Wurzeln findet man hauptsächlich in der frühen chinesischen und indischen Medizin. Als „Begründer" der heutigen Form gilt Dr. William Fitzgerald, ein Hals-Nasen-Ohrenfacharzt am Boston General Hospital, der sich in den frühen 20er Jahren des 20. Jahrhunderts mit dieser Technik eingehend beschäftigte. Er entdeckte, dass Druck auf einen Teil des Körpers Schmerzen in anderen Körperregionen lindert. Die Physiotherapeutin Eunice Ingham erfuhr von den Entdeckungen Fitzgeralds und entwarf die heute noch verwendeten Karten über die Reflexzonen der Füße. Trotz vieler klinischer Studien, die hinsichtlich des Erfolgs der Reflexzonentherapie durchgeführt wurden, kann man sich ihre Wirkweise nicht vollständig erklären. Sicher ist nur, dass Nervenendigungen an den Füßen durch den Druck stimuliert werden.

Je nachdem, welcher Fußpunkt gewählt wird, lassen sich mit der Reflexzonentherapie Spannungen lockern, Entzündungen verringern und der Kreislauf anregen. Interessant ist ferner, dass der Körper durch die Reflexzonenmassage dazu angeregt werden kann, giftige Stoffe wie beispielsweise Schlacken auszuscheiden. Auf diese Weise aktiviert die Therapiemethode die Selbstheilungskräfte des Körpers.

Beachtet man einige Regeln, so ist die Reflexzonentherapie eine sichere Heilmethode. Man kann sie auch selbst durchführen, doch ist es oft nicht ganz leicht, alle Punkte an den Füßen mit dem Daumen zu erreichen.

Anwendung:

- Setzen Sie sich hin und geben Sie den nackten rechten Fuß auf das linke Bein.
- Halten Sie den Fuß mit der linken Hand fest, und arbeiten Sie mit der rechten.

- Krümmen Sie den Daumen der rechten Hand, und greifen Sie mit den anderen Fingern um den Fuß.
- Drücken Sie mit der Daumenkuppe, aber keinesfalls mit dem Nagel, auf den entsprechenden Reflexzonenpunkt.
- Üben Sie den Druck ungefähr eine Minute lang aus. Danach verringern Sie langsam den Druck.

Achtung!

Während der Schwangerschaft sollte man die Reflexzonentherapie nicht selber durchführen, sondern sich an einen erfahrenen Therapeuten wenden. Dies gilt ebenso für Diabetiker, Epileptiker und Menschen, die wegen einer chronischen Erkrankung in ärztlicher Behandlung sind.

Die Reflexzonenmassage eignet sich nicht für Thrombose-Patienten.

Shiatsu und Akupressur

Diese ganzheitliche Therapiemethode zur Behandlung von Körper, Geist und Seele hat ihren Ursprung in Japan. Übersetzt bedeutet Shiatsu so viel wie „Fingerdruck".

Der Therapeut verwendet für diese Anwendung, die einer alten östlichen Massagebehandlung *(amma)* sehr ähnelt, jedoch nicht nur die Finger, sondern auch Hände, Ellenbogen, Arme, Knie und Füße.

Vergleichbar mit der Akupunktur – jedoch ohne Nadeln – übt man Druck auf bestimmte Punkte aus, die sich an den zwölf Hauptenergiekanälen des Körpers befinden, den so genannten Meridianen (Linien, die mit den Blutgefäßen der Nerven verbunden sind). Dieser Druck stimuliert die Energie (chinesisch *chi*, japanisch *ki*), wodurch Energieblockaden gelöst und Schmerzen gelindert werden können. Das Nervensystem wird beruhigt, der Kreislauf wird angeregt und das Immunsystem gekräftigt. Folglich wird Shiatsu hauptsächlich gegen stressbedingte Verspannungen, gegen Schlaflosigkeit, Verdauungsstörungen sowie Rücken- und Kopfschmerzen eingesetzt. Es ist jedoch unbedingt zu beachten, dass Shiatsu nur von erfahrenen Therapeuten angewendet werden sollte.

Eine Unterform des Shiatsu ist die Akupressur, die jedoch in der Regel nur mittels Druck durch Daumen und Fingerspitzen durchgeführt wird. Auch bei der Akupressur wird der Energiefluss im Körper durch Druck auf bestimmte Körperstellen stimuliert. Wie bei Shiatsu sind diese Punkte ebenfalls auf den Meridianen lokalisiert. Druck auf einen einzelnen Punkt lindert die Beschwerde, während der Druck verschiedener Punkte in einer bestimmten Reihenfolge das Befinden allgemein steigert. Der Erfolg der Akupressur wurde in mehreren klinischen Studien mit wissenschaftlichen Methoden nachgewiesen.

Im Gegensatz zu Shiatsu kann man die Akupressur auch selber durchführen. Jedoch gibt es einige Regeln, die unbedingt beachtet werden sollten:

- Während einer Schwangerschaft darf niemals Druck auf den Bauch oder die Milz ausgeübt werden.
- Man darf nicht auf offene Wunden, Tumoren, Krampfadern oder eine frische Narbe drücken.
- Der ausgeübte Druck darf nicht zu stark sein, da sich sonst die Beschwerden durch die Überstimulation verstärken könnten.

Tai Chi

Tai Chi wird frei mit „Der beste Weg der Faust" übersetzt. Es ist eine zeremonielle Kampfkunst in Asien, die Meditation und fließende Bewegungen beinhaltet. Auf diese Weise stärkt es die Gesundheit. Tai Chi ist ein wichtiger Bestandteil der asiatischen Medizin. Zusammen mit Akupunktur, Akupressur, Kräuterheilkunde und Massage dient Tai Chi dem Erhalt eines langen, gesunden Lebens und der Unterstützung des spirituellen Bewusstseins.

Jeder Tai-Chi-Stil basiert auf der Ausübung einer so genannten Form, einer Folge langsamer, anmutiger Bewegungen, die nach einem vorgegebenen Muster ausgeführt werden. Durch diese Übungen soll der Fluss von „Chi" (Energie), das durch unseren Körper fließt, wieder ins Gleichgewicht gebracht werden. Zusätzlich regulieren die Bewegungen die Zirkulation der Körperflüssigkeiten (Blut, Lymphe).

Tai Chi dient der Entspannung. Im Idealfall sollte es immer an der frischen Luft ausgeführt werden. Die Chinesen bevorzugen dazu die Nähe von Bäumen, um die von diesen abgegebene Energie aufnehmen zu können. Auch Tai Chi hilft, stressbedingte Zustände unter Kontrolle zu bringen und die Folgen zu verarbeiten. Angst, Spannungen und Herz-Kreislauf-Störungen sprechen therapeutisch sehr gut auf diese asiatische Methode an. Es ist nachgewiesen, dass Menschen, die schon seit längerer Zeit Tai-Chi durchführen, seltener an Knochenerkrankungen wie beispielsweise Osteoporose leiden.

Ebenso wie Yoga kann auch Tai Chi nur mit Hilfe eines erfahrenen Meisters erlernt werden.

Die Wassertherapie

Schon in der Antike erkannte man den großen gesundheitlichen Nutzen der Hydrotherapie (griech. *hydros* = Wasser). Lange Zeit in Vergessenheit geraten, wurde die Heilkraft des Wassers im 18. Jahrhundert von englischen Medizinern sowie dem schlesischen Arzt Johann Siegmund Hahn (1664–1742) wieder entdeckt. Sie waren die geistigen Väter vom „Wasserdoktor" Sebastian Kneipp (1821–1897). Die Wassertherapie ist eine physiologische Reiztherapie. Reizauslösend sind die Temperatur des Wassers, sein hydrostatischer Druck (bei Bädern und Güssen) und die Freisetzung von Pflanzeninhaltsstoffen bei Kräuterbädern.

Bäder

Während Kneipp Voll-, Halb-, Sitz- und Teilbädern in kaltem Wasser (bis 15 °C) den Vorzug gab und warme (32–38 °C) bzw. heiße Bäder (38–45 °C) nur Badezusätzen oder als Wechselbäder in Verbindung mit kalten Wasseranwendungen verordnete sowie bei allen Bädern wesentlich längere Verweildauer angab, unterscheidet die heutige Hydrotherapie zwischen kalten Bädern (10–15 °C), temperierten Bädern (16–22 °C) und warmen Bädern (36–40 °C). Im Kaltbad bleibt man 10 Sekunden, im temperierten Bad 20 Sekunden und im Warmbad 20 Minuten. Warmbäder sind, wie Kneipp empfahl, mit Kräuterzusätzen zu versehen, und man schließt sie mit einem Kaltwasserguss ab.

Neben der Temperatur spielt auch die Wassermenge der Bäder eine entscheidende Rolle. *Vollbäder* (sie sind immer warm) beruhigen und entspannen die Muskulatur. Warme *Dreiviertelbäder* (hier reicht das Wasser bis zur Brust) wirken ähnlich wie Vollbäder, schonen aber den Kreislauf. Auch *Halbbäder* sollten (abweichend von Kneipp) mit warmem Wasser durchgeführt werden. Sie sind dann besonders kreislaufschonend und eignen sich so auch für ältere Patienten. Das Wasser reicht bis zum Bauch. Für *Sitzbäder* verwendet man spezielle Wannen; das Wasser bedeckt nur den Unterleib ohne die Beine. Sie helfen bei urologischen und gynäkologischen Leiden. Sie fördern die Durchblutung und können als Warm- oder Kaltbad angewendet werden. *Armbäder* stabilisieren Herz und Kreislauf und verbessern auch die Durchblutung der Beine. Das Wasser reicht bis zur Mitte des Oberarms.

Achtung!

Bäder und Güsse können sehr intensiv wirken; Patienten mit Herz-Kreislauf-Leiden, Venenentzündungen und Durchblutungsstörungen müssen vor einer Anwendung unbedingt ihren Arzt konsultieren.

Güsse

Güsse sind ebenfalls ein wichtiger Bestandteil der Kneipp-Anwendungen. Man verwendet dazu einen speziellen Gussschlauch oder Duschschlauch ohne Brausekopf. Man unterscheidet auch hier zwischen kalten (15 °C), temperierten (20 °C) und warmen (40 °C) Güssen, wobei man den kalten Güssen die beste Wirkung zuschreibt. Sie dauern eine Minute; im übrigen richtet sich die Dauer der Güsse nach Verträglichkeit.

Anwendung:
Man lässt das Wasser aus einem Abstand von ungefähr 15 Zentimetern auf die Haut fließen und beginnt mit warmem Wasser, um dann zu kaltem zu wechseln. Beginnend mit der rechten Körperhälfte, geht man von außen nach innen vor: von den Füßen zu den Beinen, von den Händen zu den Armen; schließlich folgen Bauch und Rücken sowie am Ende Nacken und Gesicht.

Wickel

Wickel, Kompressen und Packungen sind bewährte Hausmittel, die auf sanfte, aber wirksame Weise helfen. Man setzt sie in Form von Hals-, Brust-, Bauch- und Wadenwickeln bei Fieber, Entzündungen, Schmerzen und Schwellungen ein und verwendet dafür feuchte Tücher, die mit Kräutern, Heiltees oder div. Tinkturen versehen sind.

Anwendung:
Man benötigt: ein so genanntes nasses Innentuch aus Leinen, ein größeres trockenes Zwischentuch aus Baumwolle oder Leinen und ein trockenes Außentuch aus Wolle oder Flanell (die Größe der Tücher ist von dem Körperteil abhängig, der eingewickelt werden soll). Das innere Tuch wird in kaltem oder warmem Wasser getränkt, ausgewrungen und um die betreffende Körperstelle gelegt. Darüber kommt das Zwischentuch und schließlich das äußere Tuch. Je nach Therapieeinsatz dauert die Anwendung zwischen 20 und 120 Minuten.

Achtung!

Bei ausschließlich kalten Güssen muss der Körper bzw. Körperteil vorher erwärmt werden – durch ausreichende Bewegung oder eine andere Warmwasseranwendung.

Yoga

Bei Yoga handelt es sich um eine sanfte Bewegungstechnik, die sich auf Körper sowie Geist positiv auswirkt und mit der die Einheit von Körper, Geist und Seele gefördert sowie das Gleichgewicht im Menschen wieder hergestellt werden sollen.

Durch Yoga entspannen sich Körper und Geist, die Beweglichkeit wird erhöht, und unsere Gesundheit wird verbessert. Es vermittelt uns die Fähigkeit, Stress, negative Vibrationen und schlechte Angewohnheiten zu kontrollieren; die Konzentration wird gefördert.

Das heute bei uns im Westen angewendete Yoga basiert hauptsächlich auf dem Hatha-Yoga, dessen Grundsätze bereits im 8. Jahrhundert von dem indischen Weisen Patanjali festgelegt wurden. Im Mittelpunkt der Übungen stehen Dehnungen und Meditation; dazu kommen verschiedene Stellungen und korrektes Atmen. Letzteres ist für den Yogapraktiker ein überaus wichtiger Weg zur Beherrschung seiner geistigen und körperlichen Funktionen. Für Entspannung und Meditation ist richtiges Atmen unerlässlich.

Yoga kann man nur von erfahrenen Lehrern in Kursen erlernen. In Klassen von 15 bis 20 „Schülern" vermitteln sie die einzelnen Stellungen und vor allem das richtige Atmen. Um den Erfolg auf Dauer zu sichern, muss Yoga regelmäßig ausgeübt werden, es sollte zur täglichen Routine werden. Hilfreich ist es bei allen durch Stress verursachten Beschwerden wie Angst, hoher Blutdruck, Rückenschmerzen, Verdauungsstörungen, Müdigkeit und Depressionen. Yoga kann von allen Menschen unabhängig vom Alter ausgeübt werden.

Typische Frauenleiden und ihre sanften Heilmethoden

Akne

Damit bezeichnet man eine Erkrankung der Talgdrüsen. Deren Aufgabe ist es, Talg zu produzieren, welcher dann zusammen mit abgestorbenen Hautzellen durch die Poren der Haut abgesondert wird und auf der Hautoberfläche einen natürlichen Schutzfilm gegen schädliche Umwelteinflüsse bildet. Durch eine Überproduktion an Talg und eine verstärkte Verhornung der Haut können die Poren verstopfen. Die Folge sind Mitesser. Diese können sich durch eindringende Bakterien entzünden oder manchmal sogar eitern. Es bilden sich unschöne Pickel und schlimmstenfalls schwere Entzündungen, eben die Akne.

Die Ursachen

Die Akne lässt sich auf verschiedene Ursachen zurückführen. Zu den häufigsten gehören:

- genetische Prädispositionen (Anlagen),
- die Hormonumstellung während der Pubertät,
- bakterielle Infektionen der Mitesser,
- ungeeignete, zu fette, komedogene Kosmetik (Kosmetik, welche die Haut zur Mitesserbildung anregt),
- bestimmte Arzneimittel oder Chemikalien (z.B. Chlor),
- sehr wahrscheinlich eine falsche Ernährung.

Unter Akne leiden vor allem junge Mädchen während der Pubertät. In dieser Zeit ändert sich generell der Hormonhaushalt. Der Körper produziert dann nicht nur bei Jungen, sondern auch

Auch erwachsene Frauen sind betroffen

Unabhängig davon, ob die Akne bereits während der Pubertät aufgetreten ist, können auch erwachsene Frauen davon betroffen werden. So tritt sie bei manchen Frauen regelmäßig während der monatlichen Regelblutung auf. Andere wiederum leiden im Laufe der Wechseljahre darunter. Ursache ist ebenfalls eine Hormonumstellung, die während des monatlichen Zyklus bzw. in den Wechseljahren stattfindet. Akne bei erwachsenen Frauen ist im Unterschied zur Pubertätserscheinung unbedingt ein Fall für den Arzt und sollte keinesfalls auf die leichte Schulter genommen werden.

bei Mädchen vermehrt männliche Geschlechtshormone (Androgene), die wiederum die Aktivität der Talgdrüsen erhöhen. Hauptsächlich betroffen von der Pubertäts-Akne sind Gesicht, Brust, Rücken und Schultern.

Akne ist nicht gleich Akne

Bei der Akne unterscheidet man mehrere Formen. Während der Pubertät treten bei Mädchen häufig Störungen der natürlichen Hautverhornung in den Gängen der Talgdrüsen auf. Die Hornzellen verkleben und können nicht mehr abgestoßen werden. In den Ausführungsgängen der Talgdrüsen bildet sich dann im Laufe der Zeit ein Pfropf aus Talg und Hornzellen. Auf der Hautoberfläche erscheint dieser Pfropf als kleiner dunkler Punkt, den man als Mitesser oder Komedo bezeichnet.

Tritt dieser gehäuft auf, spricht man von *Acne comedonica.* Siedeln sich auf dem Pfropf Bakterien an, kann es zu Entzündungen mit Papeln und Pusteln kommen, die *Acne papulopustulosa* entwickelt sich. Breitet sich die Entzündung auf das umgebende Gewebe aus, vergrößern sich die Knoten, platzen sie auf und verheilen sie unter Narbenbildung, so handelt es sich um die *Acne conglobata.*

Das können Sie tun

Pflegen Sie Ihre Haut

Die richtige Pflege spielt gerade bei der Aknehaut eine sehr wichtige Rolle. Eine sorgfältige und regelmäßige Reinigung, am besten abends vor dem Schlafengehen, steht hierbei an erster Stelle. Dafür gibt es in allen Apotheken und Parfümerien spezielle Reinigungsprodukte für die Aknehaut.

Bei einem *Gesichtswasser* sollte man darauf achten, dass es alkoholfrei ist. Tragen Sie antiseptische oder austrocknende *Cremes* bzw. *Gele,* beispielsweise mit Benzolperoxid oder Schwefelverbindungen, auf die betroffenen Hautpartien auf, und verwenden Sie möglichst nur spezielle Aknekosmetik.

Finger weg!

Oberstes Gebot ist: Keinesfalls an der Haut herumdrücken! Bakterien können sonst in das umliegende Gewebe eindringen und dort neue Entzündungen verursachen. Mitesser können Sie mit Heißwasserkompressen aufweichen und anschließend vorsichtig mit einem Komedonenquetscher (in der Apotheke erhältlich) öffnen. Im Zweifelsfall sollten Sie dies jedoch der Kosmetikerin überlassen.

Gerade in den Pubertätsjahren probieren junge Mädchen erstmals *Make-up* aus. Dies können sie auch bei Aknebefall weiterhin schadlos tun. Ein leicht getöntes Make-up mit nur geringen Öl- und Fettanteilen kann Akne, zumindest leichte Formen von ihr, abdecken. Wichtig ist nur, dass das Make-up unbedingt abends vor dem Schlafengehen entfernt wird.

Aufgekratzte Pickel, nässende Stellen und Hautunreinheiten behandelt man mit einer *Spezialsalbe.* Gut bewährt hat sich dafür Zinkpaste, die man rezeptfrei in der Apotheke bekommt. Sie wird lokal aufgetupft, trocknet nässende Hautstellen aus, verhindert so das Eindringen von Keimen und unterstützt damit die Heilung.

Reine Haut kommt auch von innen

Eine richtige Ernährung kann ebenfalls bei Akne helfen. Hautärzte empfehlen, bestimmte Nahrungsmittel wie Süßigkeiten aller Art (vor allem Schokolade), tierische Fette (z. B. Butter, Sahne), fettes Fleisch, fette Wurst (z. B. Leberwurst, Mettwurst), sehr salzreiche Produkte (z. B. Kartoffelchips, Pommes frites), stark gewürzte scharfe Gerichte und süße Erfrischungsgetränke zu meiden. Sie alle können die Entwicklung der Akne fördern. Zu bevorzugen sind Vollkornprodukte, Gemüse, Salat, frisches Obst, magere bzw. fettarme Milch- und Sauermilchprodukte (z. B. Buttermilch, Kefir, Dickmilch, Joghurt), Pflanzenöle und -margarine mit hohem Anteil an mehrfach ungesättigten Fettsäuren, mageres Fleisch, magerer Fisch. Zum Trinken eignen sich Mineralwässer, Obst- und Gemüsesäfte sowie Kräuter- und Früchtetees; auch Milch und Kaffee sind erlaubt.

Diese Empfehlungen kommen den meisten Mädchen während der Pubertät gelegen, denn in dieser Zeit kämpfen sie überwiegend nicht nur mit Akne, sondern auch mit dem Babyspeck, der durch eine gesunde und ausgewogene Ernährung schwindet.

Ätherische Öle

Machen Sie mit Kamillen-, Lavendel- oder Eukalyptusöl ein Gesichtsdampfbad. Danach lassen sich die Mitesser leichter entfernen, doch verwenden Sie dazu immer nur einen Komedonenquetscher (Extraktionsöse), den man in jeder Apotheke kaufen kann. Fingerkuppen oder -nägel sind tabu!

Nach dem Entfernen der Mitesser sollten Sie die geröteten Bereiche mit Teebaumöl desinfizieren und mehrmals täglich mit Teebaum-, Lavendel- oder Kamillenöl betupfen.

Phytotherapie

Kräutertee

1 Teil Brennnesselkraut
1 Teil Melissenblätter
1 Teil Salbeiblätter
1 Teil Birkenblätter
1 Teil Veilchenblüten
1 Teil Schlehdornblüten
1 Tasse kochendes Wasser

Zubereitung:
Ein wirksamer Kräutertee gegen die Aknehaut reinigt die Haut von innen. Vermischen Sie die Kräuter. Dann übergießen Sie 1 Esslöffel der gemischten Kräuter mit dem kochenden Wasser. Lassen Sie den Tee 10 Minuten lang ziehen, und seihen Sie ihn dann ab.

Anwendung:
Trinken Sie 6 Wochen lang über den Tag verteilt 3 Tassen des Tees. Pausieren Sie danach; gegebenenfalls können Sie die Kur wiederholen.

Gesichtswasser

1 EL getrockneter Ehrenpreis
1 EL getrocknete Huflattichblüten
1 EL getrocknete Kamillenblüten
1 TL getrocknete Queckenwurzeln
30 ml 70-prozentiger Alkohol
100 ml destilliertes Wasser
30 ml Rosenwasser
1 g Kampfer
5 Tropfen Milchsäure
30 ml Hamameliswasser

Zubereitung:
Die Kamille wirkt entzündungshemmend. Deswegen eignen sich kosmetische Produkte, die Kamille enthalten, auch hervorragend zur Pflege der Aknehaut, wie dieses Gesichtswasser.

Die Kräuter in eine Glasschüssel geben und gut miteinander vermischen. Dann 25 ml vom Alkohol und das destillierte Wasser über die Kräuter gießen, bis diese mit Flüssigkeit bedeckt sind. Die Schüssel gut abdecken und über Nacht möglichst an einem kühlen Platz stehen lassen.

Am nächsten Tag die Kräuter abseihen (am besten verwenden Sie dazu ein feines Haarsieb). Vergessen Sie nicht, die durchtränkten Kräuter sehr gut auszudrücken. Anschließend müssen Sie die Flüssigkeit noch abfiltern, beispielsweise durch einen Kaffee- oder Teefilter, um auch feine Pflanzenteile zu entfernen. Zu dem nun klaren Auszug geben Sie das Rosenwasser.

Füllen Sie die Lotion anschließend in eine dunkle Glasflasche, und schütteln Sie sie einmal gut durch. Der Kampfer wird nun im restlichen Alkohol aufgelöst.

Zu dieser Lösung geben Sie die Milchsäure. Dann schütten Sie die Lösung in den Kräuterauszug und geben anschließend das Hamameliswasser hinzu. Füllen Sie zum Schluss das Gesichtswasser in eine dunkle Flasche.

Anwendung:
Geben Sie nach der üblichen Reinigung der Haut auf ein unter warmem Wasser gut ausgedrücktes Wattepad einige Tropfen des Gesichtswassers, und reiben Sie Gesicht, Hals und Dekolleté sanft damit ab.

Kamillentee I

25 g getrocknete Kamillenblüten
25 g getrocknete Arnikablüten
25 g getrocknetes Hirtentäschelkraut
25 g getrocknetes Stiefmütterchenkraut
1 Tasse kochendes Wasser

Zubereitung:
Vermischen Sie die Kräuter, dann übergießen Sie 1 Teelöffel der Mischung mit dem kochenden Wasser. Lassen Sie den Tee 6–8 Minuten ziehen, und seihen Sie ihn dann ab.

Anwendung:
Auch Kamillentee lindert leichte Hautreizungen und klärt die Haut. Pro Tag sollten Sie 3 Tassen dieses Tees trinken.

Kamillentee II

20 g getrocknete Kamillenblüten
30 g getrockneter Fenchel
30 g getrocknetes Löwenzahnkraut
20 g getrocknetes Stiefmütterchenkraut
1 Tasse kochendes Wasser

Zubereitung:
Vermischen Sie die Kräuter, und übergießen Sie 1 Teelöffel der Mischung mit dem kochenden Wasser. Lassen Sie den Tee 10 Minuten ziehen, und seihen Sie ihn dann ab.

Anwendung:
Pro Tag sollten sie 3–4 Tassen dieses Tees trinken.

Weitere sanfte Therapiemethoden

Apfelessig

Der im Apfelessig enthaltene Schwefel beeinflusst positiv die Funktion der Talgdrüsen: Er drosselt die Talgproduktion sowie die Verhornung, und die Bildung von Talg-Horn-Pfropfen wird erschwert. Außerdem hemmt Apfelessig Entzündungen, lindert den Juckreiz und beschleunigt die Wundheilung.

- Reinigen Sie das Gesicht mit Apfelessig. tragen Sie danach aber keine Cremes oder Öle auf.

- Legen Sie heiße Apfelessig-Dampfkompressen auf die entzündeten Hautbereiche.
- Mit Auflagen aus Apfelessig und Mais bzw. Kartoffelmehl lindern Sie den Juckreiz.
- Verwenden Sie Apfelessig zum Würzen Ihrer Speisen.

Gesichtsdampfbad

4 EL Apfelessig
2 TL getrocknete Kamillenblüten oder Salbei
1 l kochendes Wasser

Zubereitung:
Gesichtsdampfbäder mit Apfelessig öffnen die Poren. Geben Sie dazu Apfelessig, Kamille oder Salbei in eine große Schüssel, und gießen Sie das kochende Wasser darüber.

Anwendung:
Beugen Sie nun den Kopf über die Schüssel, legen Sie ein Handtuch über Kopf sowie Schüssel, und atmen Sie die Dämpfe durch die Nase ein.

> **Tipp**
> Für die Behandlung der Gesichtshaut eignen sich besonders gut Hamameliswasser und Nachtkerzenöl.

Apfelessig-Kur

1 Glas Wasser
2 TL Apfelessig

Zubereitung:
Auch mit einer Apfelessig-Kur können Sie der Akne auf natürliche und sanfte Art entgegenwirken. Geben Sie den Apfelessig in das Wasser, und rühren Sie alles gut um.

Anwendung:
Trinken Sie vor jeder Mahlzeit 1 Glas des Apfelessig-Wassers. Sie verstärken den Effekt, wenn Sie blutreinigende Mittel wie Brennnessel-, Möhren-, Löwenzahn- oder Artischockensaft dazugeben.

Stutenmilch

Bewährt gegen Akne haben sich auch abendliche Waschungen mit zimmerwarmer Stutenmilch. Als Trinkkur können Sie 30–40 Tage lang jeweils morgens auf nüchternen Magen oder abends vor dem Schlafengehen 250 ml zimmerwarme Stutenmilch trinken. Diese ähnelt in ihrem Fettsäuremuster der Muttermilch. Sie enthält außerdem zahlreiche Mineralstoffe, die unter anderem für die körpereigene Immunabwehr äußerst wichtig sind. Stutenmilch gibt es tiefgefroren in der Kühltruhe Ihres Reformhauses.

Angst

Nach neuesten Schätzungen leiden in Deutschland ungefähr zehn bis 15 Prozent der Bevölkerung an krankhaft übersteigerter Angst. Frauen sind von Angststörungen weitaus häufiger betroffen als Männer. Angststörungen können beispielsweise im Rahmen des Prämenstruellen Syndroms (siehe Seite 111) oder der Hormonumstellung während der Wechseljahre (siehe Seite 141) auftreten.

„Die“ Angst gibt es nicht

Angst an sich ist nicht krankhaft. Ohne sie könnten wir nicht überleben, denn sie stellt für uns einen wichtigen Schutz- und Abwehrmechanismus dar. Dank der uns angeborenen Angst können wir gefährlichen Situationen aus dem Weg gehen oder unser Verhalten diesen anpassen. Die normale Angst beruht also immer auf einer auch für jeden Außenstehenden nachvollziehbaren Ursache. Wird diese beseitigt, verschwindet auch die Angst.

Die krankhafte Angst belastet dagegen den Betroffenen stark, beeinträchtigt sein alltägliches Leben und kann sogar zur sozialen Isolation führen. Die Medizin unterteilt Angsterkrankungen in *situationsbezogene* (Phobien) und *nicht situationsbezogene* Erkrankungen (Panikstörung und generalisierte Angststörung).

Phobien

Von Phobien spricht man, wenn Angstzustände in an sich harmlosen Situationen auftreten. Als Folge davon meiden die Betroffenen solche Situationen, wann immer möglich. Dieses Verhalten kann sich beispielsweise derart steigern, dass keine öffentlichen Verkehrsmittel mehr benutzt werden, kein Supermarkt mehr betreten und im Extremfall die Wohnung nicht mehr verlassen wird. Eine soziale Isolation ist die unvermeidbare Folge.

Zu den bekanntesten Phobien gehören folgende:

- die *soziale Phobie* (Angst vor der Öffentlichkeit): Die Betroffenen leiden unter extremer Angst vor der ständigen Kritik ihrer Mitmenschen. Sie vermeiden es beispielsweise, Reden vor Publikum zu halten oder an öffentlichen Diskussionen teilzunehmen. Schon ein Restaurantbesuch kann für sie zur Qual werden. Oft reagieren sie auf die Situation mit panischer Flucht.

- die *Agoraphobie* : Für Menschen mit einer Agoraphobie stellen große Menschenansammlungen oder weite Plätze (griech. *agora* = Marktplatz) eine Bedrohung dar. Sie meiden in der Regel solche Situationen.
- die *spezifischen Phobien* (Angst vor bestimmten Gegenständen oder Situationen): Diese am weitesten verbreiteten Angststörungen treten nur in klar definierten Situationen auf, beispielsweise beim Anblick einer Spinne *(Arachnophobie)*, in großen Höhen *(Akrophobie)*, beim Fliegen *(Flugangst)* oder in geschlossenen Räumen wie einem Fahrstuhl bzw. einer Seilbahn *(Klaustrophobie)*. Die Betroffenen sind sich zwar ihrer übertriebenen Angstzustände bewusst, doch können sie von sich aus nichts dagegen tun.

Nicht situationsbezogene Angststörungen

Man unterscheidet Panikstörungen und generalisierte Angststörungen.

- Bei *Panikstörungen* treten ohne bestimmten Auslöser immer wieder zum Teil schwere Angstanfälle (Panikattacken) auf. Panikattacken kommen relativ selten vor, lassen sich nicht vorhersagen und dauern wenige Minuten bis zu einer Stunde.
- Eine *generalisierte Angststörung* ist durch eine stets präsente unrealistische oder übertriebene Angst bzw. Besorgnis hinsichtlich verschiedener Lebensumstände charakterisiert.

Die Ursachen

Bei der Erforschung der Ursachen von Angststörungen geht die Psychoanalyse davon aus, dass kindliche Ängste oder Konflikte beim Erwachsenen wieder „erwachen“. Nach der Lerntheorie hingegen handelt es sich bei der Angst um eine erlernte Fehlreaktion, die ebenso wieder verlernt werden kann.

Heute beschäftigt man sich bei der Angstforschung auch mit biologischen Faktoren, die bei der Entwicklung von entsprechenden Störungen eine Rolle spielen können. Im Mittelpunkt der Forschungen steht ein gestörtes Gleichgewicht verschiedener chemischer Botenstoffe im Gehirn. Mithilfe dieser so genannten Neurotransmitter werden Signale zwischen den einzelnen Nervenzellen weitergeleitet. Dass genetische Faktoren ebenfalls an der Entstehung von Angststörungen beteiligt sind, wird mittlerweile nicht mehr kontrovers diskutiert. Die genaueren Umstände müssen jedoch noch untersucht werden.

Was sind Neurotransmitter?

Die Informationsübertragung im Gehirn und damit auch die Weiterleitung von Informationen an alle Zellen gehört zum Aufgabenbereich der Neurotransmitter. Dies sind chemische Substanzen, die von den Nervenzellen freigesetzt werden. Man bezeichnet sie wegen ihrer Funktion – sie übertragen Botschaften – auch als „chemische Botenstoffe". Sie stellen die Übersetzung aller Gefühle und Gedanken in einer für das Gehirn verständlichen Sprache sicher. Diese Botenstoffe – es gibt hemmende und anregende – arbeiten Hand in Hand. Zwischen ihnen besteht ein Gleichgewicht, das äußerst empfindlich auf Eingriffe von außen (Stress, Aufregung etc.) oder von innen (organische Erkrankung) reagiert. Gewinnen hemmende oder anregende Botenstoffe über längere Zeit die Oberhand, sind unter anderem Angst, Mutlosigkeit bzw. Nervosität die Folgen. Zu den bekanntesten Neurotransmittern gehören Serotonin und Dopamin. Beide spielen bei der Entwicklung von Angsterkrankungen und Depressionen eine wichtige Rolle.

Die Symptome

Angsterkrankungen äußern sich bei betroffenen Frauen in einer breiten Palette von körperlichen Symptomen. So beobachtet man bei ihnen beispielsweise folgende Auswirkungen:

- Atemnot oder Beklemmungsgefühl,
- Benommenheit, Unsicherheit oder Ohnmachtsgefühl,
- beschleunigten Herzschlag,
- Zittern oder Beben,
- Schwitzen,
- Erstickungsgefühle,
- Übelkeit, Durchfall oder andere Magen-Darm-Beschwerden,
- Hitzewallungen
- Kälteschauer,
- Schmerzen oder Unwohlsein in der Brust,
- häufiges Wasserlassen,
- Schluckbeschwerden,
- Mundtrockenheit.

Das können Sie tun

Grundsätzlich muss die Behandlung von Angsterkrankungen unbedingt von einem Arzt und/oder einem Psychotherapeuten durchgeführt werden, doch kann man die medikamentöse bzw. psychotherapeutische Behandlung durch sanfte Methoden unterstützen.

Akupressur

Die Akupressur bietet folgende Selbsthilfen bei Angsterkrankungen an:

- Drücken Sie Ihren „Stresspunkt". Massieren Sie die Mitte des Brustbeins mit dem Zeigefinger.
- Panikattacken lassen sich mildern, wenn Sie Ihren Daumen fest gegen die Innenseite des Unterarms ungefähr zwei Fingerbreit unterhalb des Handgelenks pressen.

Ätherische Öle

Mit ätherischen Ölen lässt sich zumindest eine nicht allzu schwer ausgeprägte Angst positiv beeinflussen. Hilfreich sind die Aromaöle von Jasmin, Patschuli, Rose, Salbei, Sternanis, Thymian, Vanille, Ysop und Zimt. Bereits ein paar Tropfen dieser Öle auf einer Duftlampe vertreiben die Angst.

- Eine Mischung aus Lavendel-, Teebaum- und Manukaöl leistet bei leichten Panikanfällen gute Hilfe. Diese ätherischen Öle reduzieren die Erregbarkeit, entspannen und lösen die Angst. Füllen Sie 60 Tropfen Lavendelöl fein, 15 Tropfen Manukaöl und 20 Tropfen Teebaumöl in ein braunes Fläschchen, geben Sie ein paar Tropfen der Mischung auf ein Taschentuch, und inhalieren Sie.

Bach-Blüten

Angst in vielen verschiedenen Formen ist ein wichtiges Einsatzgebiet für die Therapie mit Bach-Blüten. Mischungen aus den Blütenessenzen Mimulus, Larch, Rock Rose, Red Chestnut, Agrimony, Cherry Plum oder Aspen werden empfohlen.

Bewegung

Regelmäßige körperliche Aktivität wirkt auf die Psyche angstlösend und entspannend. Versuchen Sie es mit Wandern, Radfahren, Schwimmen, Gymnastik, Gartenarbeit oder Tanzen.

Damit auch die Muskeln entspannen

Für die Entspannung der während eines Angstanfalls deutlich angespannten Muskeln, aber auch für die seelische Entspannung bieten sich Schulter- und Nackenmassagen, Trockenbürsten, Wechselduschen und Kneipp-Anwendungen an.

Entspannung

Auf jeden Fall sollten sich Frauen, die unter Angsterkrankungen leiden, mit Entspannungstechniken wie dem autogenen Training oder der Visualisierung vertraut machen.

Eine einfache Übung geht so: Legen Sie sich mit dem Rücken auf eine Matte. Geben Sie nun die linke Hand auf den Bauch, die rechte auf den Brustkorb. Atmen Sie jetzt tief ein und aus, und zwar so, dass sich zwar Ihr Bauch, nicht jedoch der Brustkorb bewegt. Anfangs machen Sie acht Atemzüge pro Minute, anschließend weniger, bis Sie Ihren Rhythmus gefunden haben. Versetzen Sie sich gedanklich an einen ruhigen Ort, der auf Sie entspannend wirkt.

Phytotherapie

Auch mit pflanzlichen Medikamenten werden gute Erfolge erzielt. Ein Beispiel hierfür sind Kava-Kava-Präparate, die aus den Wurzeln eines in Polynesien und Neuguinea beheimateten Strauchs gewonnen werden. In Studien wurde die angstlösende (anxiolytische) Wirkung des Wurzelextrakts nachgewiesen. Auf welchen Inhaltsstoffen dieser Effekt basiert und wie er zustande kommt, ist jedoch noch nicht vollständig geklärt.

Ausfluss

Bei einem gesunden, normalen Ausfluss aus der Scheide (Fluor vaginalis), der bei jeder Frau im fruchtbaren Alter auftritt, handelt es sich um die Absonderung von geringen Mengen einer schleimigen, weißlich gelben oder auch farblosen Flüssigkeit. Sie besteht aus abgestorbenen Zellen der Scheidenwand, aus Abfallprodukten der Scheidenflora (Bakterien, Pilze) und aus Sekreten, die im Gebärmutterhals freigesetzt werden.

Menge und Konsistenz des Scheidenausflusses werden durch die Geschlechtshormone gesteuert. Dies erklärt, warum sich der Ausfluss im Laufe des monatlichen Zyklus verändert: Wenn der Hormonspiegel nach der Regelblutung abfällt, und steigen die Östrogen- sowie Progesteronspiegel wieder an, so ist der Ausfluss weiß und milchig. Während des Eisprungs – wenn die fruchtbare Phase ihren Höhepunkt erreicht hat –

Die Döderlein-Flora

In der Scheide der gesunden geschlechtsreifen Frau kommen viele verschiedene Mikroorganismen vor, die man ebenfalls in der gesunden Haut- und Darmflora findet. Man spricht hier von der so genannten Döderlein-Flora. Das in der Scheide (Vagina) herrschende saure Milieu verhindert, dass irgendwelche Keimarten der Döderlein-Flora sich überproportional vermehren. Außerdem hemmt es das Eindringen krankheitserregender Keime. Die einzelnen Keimarten – hauptsächlich Laktobazillen – befinden sich also in einem quantitativen und qualitativen Gleichgewicht. Dieses kann jedoch durch innere und äußere Faktoren leicht gestört werden. Zu den inneren oder endogenen Faktoren gehören beispielsweise Schwangerschaft, krankheitserregende Bakterien, Menopause, Krankheiten (z.B. Diabetes mellitus, Fettsucht, Eisenmangel), bestimmte Medikamente (Antibiotika, Kortikosteroide). Äußere oder exogene Faktoren sind zum Beispiel Stress, häufiger Partnerwechsel, mangelhafte Intim- und/oder Menstruationshygiene sowie falsche Ernährung.

wird er klar und elastisch; vor Einsetzen der Regelblutung ist er wieder cremig und leicht verstärkt.

Auch die Antibabypille beeinflusst die Art des Scheidensekrets: Es ist dann meist weiß bis gelblich. Die Veränderungen des Hormonhaushalts zu Beginn der Wechseljahre verändern ebenfalls den Scheidenausfluss.

Alle diese Veränderungen liegen im Normbereich. Erst wenn die Farbe des Ausflusses deutlich von der üblichen abweicht, der Ausfluss nicht nur verstärkt, sondern von Juckreiz, Brennen, Unterleibsschmerzen, Fieber und/oder üblem Geruch (Fischgeruch) begleitet ist, wird eine ärztliche Untersuchung erforderlich.

Die Ursachen

Zu den häufigsten Ursachen für einen krankhaft veränderten Ausfluss zählen:

- Stress und seelische Belastung,
- Reizungen der Scheide, beispielsweise durch die Spirale,
- eine Infektion der Scheide mit krankheitserregenden Keimen (siehe Scheidenentzündung, Seite 119),
- Entzündungen der Eileiter (siehe Seite 77),
- Geschlechtskrankheiten,
- Tumoren der Gebärmutter (siehe Seite 100),
- andere Erkrankungen wie beispielsweise Diabetes.

Das können Sie tun

Milchsäurebakterien

Viele Frauen haben bei einer gestörten Vaginalflora gute Erfahrungen mit verflüssigtem Bio-Joghurt gemacht, der mittels einer Spritze in die Scheide eingeführt wird. Joghurt enthält, ebenso wie die natürliche Scheidenflora, Milchsäurebakterien. Diese unterstützen die Wiederherstellung der natürlichen Scheidenflora und können so den Ausfluss lindern. In der Apotheke gibt es rezeptfreie Zäpfchen mit Milchsäurebakterien oder spezielle Scheidenspülungen. Sie sollten sich jedoch vor jeglicher Anwendung unbedingt mit Ihrem Gynäkologen beraten.

Blaseninfektion

Unter einer Blaseninfektion (Zystitis) versteht man die Entzündung der Blasenschleimhaut; im schlimmsten Fall kann auch die ganze Blasenwand betroffen sein. Die Entzündung entsteht durch krankheitserregende Keime – Bakterien oder Viren –, die von außen durch die Harnröhre in die Blase gelangen und sich dort vermehren. Vor allem Frauen sind von dieser Erkrankung häufig betroffen, denn ihre Harnröhre, die den Urin aus der Blase ableitet, ist im Vergleich zu der des Mannes deutlich kürzer, und somit haben die Keime – meist sind es *Escherichia-coli*-Baktieren aus dem Darm – einen kürzeren Weg, um an den Ort des Geschehens zu gelangen.

Charakteristische Beschwerden bei einer Blasenentzündung sind:

- Brennen und Schmerzen beim Wasserlassen,
- häufiger Harndrang bei nur geringen Harnmengen,
- strenger Uringeruch,
- eventuell Schmerzen und Krämpfe in der Blasengegend,
- manchmal Blut im Urin.

Die Ursachen

Es sind verschiedene Faktoren zu nennen, die es den Keimen erleichtern, sich in den Harnwegen und in der Harnblase zu vermehren. Dazu gehören vor allem die folgenden:

- Stoffwechselerkrankungen wie Diabetes mellitus,

Nicht verschleppen!

Sollte sich eine Blasenentzündung nicht innerhalb von 24 Stunden trotz Selbstbehandlung deutlich bessern, sollten Fieber oder Rückenschmerzen hinzukommen oder Urin im Blut sein, müssen Sie unverzüglich einen Arzt aufsuchen. Heilt eine Blaseninfektion nämlich nicht vollstandig aus, konnen ihre Erreger von der Harnblase in Richtung Nieren aufsteigen und zu einer Nierenbeckenentzündung führen, die mit Fieber, Schüttelfrost, Übelkeit, Erbrechen sowie Nieren- und Rückenschmerzen einhergeht. Treten dieses Symptome auf, muss man unbedingt ebenfalls sofort einen Arzt aufsuchen!

- Schwangerschaft (der Fötus drückt auf die Blase),
- eine Entzündung der Scheide (siehe Seite 119),
- ein geschwächtes Immunsystem,
- eine gestörte Vaginalflora (siehe Seiten 58, 119).

Auch eine mangelhafte Intimhygiene spielt als Auslöser von Blaseninfektionen eine große Rolle. Achten Sie deshalb darauf, sich immer von der Scheide in Richtung After abzutrocknen, niemals umgekehrt! Auf diese Weise verhindert man, dass Keime aus dem Darm in die Harnröhre eindringen können.

Zudem ist der Geschlechtsverkehr eine Infektionsquelle. Frauen sollten aus diesem Grund jeweils danach ihre Blase entleeren: Eventuell eingeführte Keime werden so durch den Harn von der Öffnung der Harnröhre weggespült.

Wie kann man vorbeugen?

In erster Linie begünstigt eine Unterkühlung, beispielsweise durch einen nassen Badeanzug oder kalte Füße, die Entstehung einer Blasenentzündung. Deshalb sollte man die Füße und den Blase-Nieren-Bereich stets warm und trocken halten. Das bedeutet: Nasse Badekleidung sofort wechseln!

Überdies sollten Sie immer ausreichend trinken – mindestens 1,5–2 Liter pro Tag. Am besten eignen sich Mineralwasser und Früchtetees.

Großmutters Rat

Nicht auf kaltem Untergrund sitzen, Unterhemden anziehen, vor allem im Winter auch warme Unterwäsche und Socken tragen!

Das können Sie tun

Akupressur

Der Akupressurpunkt bei einer Blasenentzündung liegt knapp oberhalb des Schambeins. Drücken Sie diesen Punkt 1 Minute lang, und massieren Sie anschließend den Bereich.

Aromatherapie

Teebaumöle besitzen eine hohe Aktivität gegen unterschiedliche Bakterien, so auch gegen die Erreger von Blasenentzündungen. Zusätzlich wirken sie entwässernd, ohne jedoch die Mineralstoffe auszuschwemmen.

30 Tropfen Tea-Tree-Öl
10 Tropfen Cajeput-Öl

Zubereitung:
Mischen Sie die beiden Öle miteinander, und füllen Sie die Mischung wegen der besseren Haltbarkeit in ein braunes Lichtschutzfläschchen.

Anwendung:
Geben Sie am ersten Tag 5-mal 2 Tropfen auf ein Stück Zucker oder einen Teelöffel Honig, und lassen Sie das Ganze langsam im Mund zergehen. Ab dem zweiten Tag genügt 1 Tropfen 5-mal täglich.

Ernährung

Bei einer Blasenentzündung versucht der Organismus die Erreger schnell wieder loszuwerden. Dieser Selbstheilungsmechanismus lässt sich, zumindest bei einer leichten Infektion, durch eine Trinkkur aktivieren. Trinken Sie zusätzlich zur gewohnten Flüssigkeitsmenge täglich etwa 3 Liter Kräutertee oder Mineralwasser.

Achtung!
Hat eine eingeschränkte Herz- oder Nierenfunktion Wassereinlagerungen im Gewebe verursacht, dürfen solche Trinkkuren nur in Absprache mit dem Arzt durchgeführt werden.

Homöopathie

Gegen starkes Brennen helfen *Cantharis* in einer Potenz von C30 oder *Staphysagria* in einer Potenz von C6. Nehmen Sie bis zu 10 Dosen täglich.

Phytotherapie

Desinfizierender Tee

2 TL getrocknete Bärentraubenblätter
1 Tasse kaltes Wasser

Zubereitung:
Lassen Sie einen Ansatz aus den Blättern und dem kalten Wasser 2 bis 3 Stunden ziehen. Gießen Sie dann den Ansatz durch ein Sieb ab.

Anwendung:
Tee aus Bärentraubenblättern desinfiziert und hemmt die Vermehrung der Bakterien. Trinken Sie täglich 3–5 Tassen. Erhitzen Sie den Tee kurz vor dem Trinken.

Frischsaftkur

1 EL Brennnesselsaft
1 EL Birkensaft
1 großes Glas Wasser

Zubereitung und Anwendung:
Den Brennnessel- sowie Birkensaft in das Wasser geben und alles gut verrühren. Trinken Sie dreimal täglich 1 Glas von diesem verdünnten Saft.

Blasen- und Nierentee I

5 Teile Brennnesselblätter
3 Teile Goldrute
3 Teile Zitronenmelisse
2 Teile Schafgarbenblüten
2 Teile Ackerschachtelhalm
2 Teile Birkenblätter
1 Tasse kochendes Wasser

Zubereitung:
Brühen Sie 2 Teelöffel der Mischung mit dem Wasser auf, und seihen Sie den Tee nach 10 Minuten ab.

Anwendung:
Mit diesem sowie den folgenden Brennnesseltees werden Nieren, Blase und Harnleiter sehr gut durchgespült. Damit werden Keime gelöst und ausgeschwemmt. Trinken Sie täglich 3 Tassen.

Blasen- und Nierentee II

2 Teile Brennnesselkraut
3 Teile Hauhechelwurzel
3 Teile Orthosiphonblätter
2 Teile Birkenblätter
1 Tasse kochendes Wasser

Zubereitung und Anwendung:
Übergießen Sie 2–3 Teelöffel der Mischung mit dem kochenden Wasser, und seihen Sie den Tee nach etwa 15 Minuten ab. Trinken Sie am Tag 3–4 Tassen.

Blasen- und Nierentee III

Je 2 Teile Brennnesselkraut, Birkenblätter, Hauhechelwurzel, Queckenwurzelstock
1 Teil Wacholderbeeren
1 Teil Liebstöckelwurzel
1 Tasse kaltes Wasser

Zubereitung:
2 Teelöffel der Mischung werden mit dem kalten Wasser angesetzt. Dann bringen Sie den Tee langsam zum Sieden. Nach 10-minütigem leichtem Köcheln seihen Sie den Tee ab.

Anwendung:
Trinken Sie über den Tag verteilt bis zu 1 Liter des Tees.

Queckentee

2 TL getrocknete Quecke
1 Tasse kochendes Wasser

Zubereitung:
Übergießen Sie die Pflanzenteile mit dem kochenden Wasser, lassen Sie den Tee 10 Minuten lang ziehen, und seihen Sie ihn dann ab.

Anwendung:
Trinken Sie täglich 2–3 Tassen.

Schmerzlindernder Tee

2 TL zerkleinerte Goldrutenteile
1 Tasse kaltes Wasser

Zubereitung:
Kochen Sie einen Ansatz aus den Pflanzenteilen und dem kalten Wasser kurz auf. Nach 10 Minuten gießen Sie den Tee durch ein Sieb ab.

Anwendung:
Die Goldrute lindert die Schmerzen beim Wasserlassen, indem sie entkrampfend auf den Blasenschließmuskel wirkt. Trinken Sie täglich 3–5 Tassen dieses Tees.

Weitere sanfte Therapiemethoden

Apfelessig

Wegen seiner ausgesprochen antibakteriellen Wirkung hilft Apfelessig auch gegen eine Blasenentzündung. Geben Sie 2 Teelöffel Apfelessig in ein Glas Wasser, und rühren Sie alles gut um. Trinken Sie zweimal täglich 1 Glas des Apfelessig-Wassers.

Preiselbeersaft

Preiselbeersaft bekämpft Bakterien, welche die Blaseninfektionen verursachen. Trinken Sie täglich bis zu 1/2 Liter Preiselbeersaft.

Blasenschwäche (Harninkontinenz)

Von einer Blasenschwäche oder Harninkontinenz spricht man, wenn die Entleerung der Blase nicht mehr durch den Willen gesteuert werden kann. In der Bundesrepublik Deutschland sind mindestens 6,6 Millionen Menschen davon betroffen, weitaus mehr Frauen als Männer. Die Harninkontinenz kann in mehreren Formen auftreten:

- *Stressinkontinenz:* Unter körperlicher Belastung wie Bücken, Heben, Husten, Niesen, Lachen kommt es zum umgewollten Harnabgang.
- *Dranginkontinenz:* aufgrund einer überaktiven Blasenmuskulatur.
- *Überlaufinkontinenz:* unfreiwilliger Urinabgang bei voller Blase.
- *Reflexinkontinenz:* durch eine Querschnittslähmung oder durch hirnorganische Erkrankungen.

Besonders häufig beobachtet man die Stressinkontinenz bei Frauen, die in der Menopause sind oder gerade eine Geburt hinter sich haben. Nicht selten treibt die Harninkontinenz die betroffenen Frauen in eine soziale Isolation. Aus Angst, dass „es“ passieren könnte, verlassen sie kaum mehr ihre Wohnung. Viele Frauen versuchen ihr Leiden mit einer Windel zu kaschieren.

Die Ursachen

Harninkontinenz ist zu 90 Prozent erworben und nur zu 10 Prozent angeboren. Die Hauptursachen für die Stressinkontinenz bei Frauen sind:

- geschwächte Beckenmuskulatur,
- Senkungszustände der weiblichen Geschlechtsorgane im Alter,
- Schwächung des Muskeltonus sowie der Blasen- und Harnröhrenkontrolle aufgrund des Östrogenmangels in den Wechseljahren,
- Unterleibsoperationen.

Wie kann man vorbeugen?

Vor allem nach der Entbindung oder einer Unterleibsoperation sollten Frauen mit Hilfe der Beckenbodengymnastik (siehe Seite 66) ihren Beckenboden trainieren. Außerdem sollten sie starkes

Übergewicht abbauen, denn auch durch zu viele Pfunde kann es zur Stressinkontinenz kommen. Der Schließmuskel der Blase lässt sich durch die bewusste Unterbrechung des Harnstrahls beim Wasserlassen trainieren. Verstärkt wird dieser Effekt, wenn Sie regelmäßig auf die Toilette gehen und so Ihre Blase an feste Zeiten gewöhnen.

Das können Sie tun

Beckenbodengymnastik

Beim weiblichen Organismus kommt der Beckenbodenmuskulatur eine wichtige Funktion zu, denn sie hält die Beckenorgane in der richtigen Funktionsstellung. Durch Schwangerschaft, Geburt, Alter und andere körperliche Belastungen kann sich die Muskulatur überdehnen, Folge ist eine Fehllage der Beckenorgane. Durch das Beckenbodentraining wird die Muskulatur gekräftigt, Funktionsstörungen der Blase können so rückgängig gemacht bzw. verhindert werden.

Wesentlich bei der Beckenbodengymnastik ist der regelmäßig wiederholte und bewusste Wechsel zwischen Anspannung und Entspannung bestimmter Beckenbodenmuskeln.

- *Übung 1:* Legen Sie sich mit dem Rücken auf eine flache Matte, und stellen Sie beide Beine auf. Atmen Sie tief ein. Dann atmen Sie langsam aus und ziehen dabei alle Schließmuskeln zusammen. Versuchen Sie das Geschlechtsteil leicht in den Bauch hineinzuziehen, wobei sich das Schambein dem Bauchnabel nähert. Je mehr Sie ausgeatmet haben, desto stärker soll die Spannung werden. Entspannen Sie sich langsam, wenn Sie wieder einatmen. Wenn Sie 2- bis 3-mal tief eingeatmet haben, beginnen Sie erneut mit der Übung.
- *Übung 2:* Legen Sie sich entspannt auf den Rücken, und stellen Sie die Beine auf. Die Füße stehen nahe beieinander, und die Knie sind weit geöffnet. Während des Ausatmens spannen Sie Ihr Gesäß wieder stark an. Schließen Sie die Körperöffnungen unter der Spannung der sich nähernden Knie. Lösen Sie die Spannung, wenn Sie wieder einatmen. Atmen Sie 2- bis 3-mal tief ein, und beginnen Sie dann erneut mit der Übung.
- *Übung 3:* Setzen Sie sich leicht zusammengesunken auf einen Hocker. Der Druck soll dabei auf dem hinteren Teil des Beckenbodens liegen. Versuchen Sie die Region des Afters und der Geschlechtsteile so kräftig wie möglich zusammenzupressen. Halten Sie die Spannung 10–15 Sekunden an. Beim Einatmen entspannen Sie sich.

Kegelübungen

Auch mit Hilfe der Kegelübungen – benannt nach ihrem Erfinder – wird die Beckenbodenmuskulatur gekräftigt.

Konzentrieren Sie sich auf Ihre Beckenmuskeln, indem Sie die Scheidenöffnung zusammenpressen. Dies fällt leichter, wenn Sie sich dabei vorstellen, dass Sie den Harnfluss unterbrechen wollen.

Halten Sie diese Spannung ungefähr 30 Sekunden, dann können Sie sich wieder entspannen. Wiederholen Sie die Übung, und führen Sie das Training 5- bis 10-mal täglich durch.

Brustdrüsenentzündung (Mastitis)

Bei relativ vielen Frauen tritt nach der Geburt im Verlauf der Stillphase eine schmerzhafte Entzündung der Brustdrüsen (Mastitis) auf.

Brustdrüse und/oder Milchdrüsengewebe sind gerötet und geschwollen, die Brust fühlt sich gespannt an. Auch klagen die betroffenen Frauen über Druckempfindlichkeit der Brust sowie Schmerzen. Bei manchen Frauen kann es zu einer Sekretabsonderung aus der Brustwarze kommen. Eventuell kann vor allem im Anfangsstadium einer Brustdrüsenentzündung Fieber hinzutreten, das bis zu 40 °C ansteigen kann. Schreitet die Erkrankung weiter fort, kann sich ein Abszess bilden.

Die Ursachen

In den meisten Fällen lösen Keime, die vom Mund des Babys durch kleine Risse in der Brustwarze in das Brustgewebe eintreten, eine Brustdrüsenentzündung aus.

Ein eventuell entstehender Milchstau stellt einen zusätzlichen Risikofaktor dar. Er bildet einen ausgesprochen guten Nährboden für ungewünscht eintretende Keime.

Möglich – jedoch glücklicherweise selten – ist aber auch, dass hormonelle Umstellungen, gutartige Zysten oder Schwellungen im Brustdrüsengewebe zu einer Mastitis führen können.

Wie kann man vorbeugen?

Lassen Sie Ihr Baby nicht zu lange nur an einer Brust saugen. So können Sie verhindern, dass kleine Verletzungen an der Brustwarze auftreten, durch die Keime eindringen könnten. Während der Stillphase sollte auf Hygiene und Pflege der Brust besonders geachtet werden.

Achtung!

Sie können bei einer Mastitis Ihr Baby weiter stillen, solange keine Vereiterung der Brust vorliegt. Ist dies jedoch der Fall, dann sollten Sie überschüssige Milch abpumpen oder ausstreichen, um auf diese Weise einen Milchstau zu verhindern.

Das können Sie tun

Eine Brustdrüsenentzündung, vor allem, wenn sie beidseitig auftritt, muss ärztlich behandelt werden. Naturheilmethoden können die ärztliche Therapie lediglich unterstützen.

Homöopathie

Phytolacca decandra (Kermesbeeren, verwendet wird die im Herbst gesammelte Wurzel) wirkt tiefgreifend und hat eine starke Beziehung zu Drüsen und Bindegewebe. Hohe Konzentrationen lösen allerdings entzündliche Bindegewebsreaktionen aus und stören das Wundheilverhalten; Ödeme schwellen nicht vollständig ab, und das Gewebe neigt dazu, sich zu verhärten. Auch in den nicht entzündeten Bereichen mit schlechter Blut-Umverteilung bilden sich dann Verhärtungen.

In homöopathischen Konzentrationen hat *Phytolacca decandra* eine besondere Beziehung zu den Brustdrüsen. Lassen Sie sich von Ihrem Arzt entsprechend beraten.

Phytotherapie

Unterstützend zur ärztlichen Behandlung kann man mit Kamille-Anwendungen die Schmerzen lindern und den Heilungsprozess fördern.

Kamille-Brustwickel

1 gehäufter EL getrocknete Kamillenblüten
150–200 ml kochendes Wasser

Zubereitung:
Gießen Sie die Kamillenblüten mit dem kochenden Wasser auf, lassen Sie den Tee

8–10 Minuten zugedeckt ziehen, und seihen Sie ihn dann ab.

Anwendung:
Tränken Sie ein sauberes Leintuch mit dem warmen Kamillentee, und legen Sie einen Brustwickel um die betroffene Brust. Entfernen Sie den Wickel, sobald er abgekühlt ist.

Weitere sanfte Therapiemethoden

Auch Umschläge mit Quark lindern Schmerzen und Entzündung. Geben Sie ihn auf ein waschbares Tuch, das Sie anschließend in den BH legen. Binden Sie mit dem Tuch die Brust möglichst hoch, ohne dass Schmerzen auftreten. Erneuern Sie das Tuch mit dem Quark alle 6 Stunden. Diese Maßnahme sollten Sie über mehrere Tage durchführen.

Brustveränderungen (Mastopathie, Mastodynie)

Schmerzen oder Knoten in der Brust (= griech. *mastos*) versetzen viele Frauen verständlicherweise in Angst, doch in 90 Prozent der Fälle handelt es sich um gutartige Veränderungen, um eine *Mastopathie.* Diese Gewebeveränderungen betreffen unterschiedlich große Bereiche der Brustdrüse und verändern sie knotig oder flächenhaft verdickt. Die betroffenen Frauen klagen vor allem in den Tagen vor Einsetzen der Regelblutung häufig über Spannungsgefühl, Druckempfindlichkeit der knotigen Veränderungen und gelegentlich über Absonderungen aus der Brustwarze. Da sich bei der Mastopathie in der Brust Ödeme bilden, gehören auch Brustschmerzen *(Mastodynie)* zum Beschwerdebild. Diese können so stark sein, dass jede Berührung der Brust für die Frau zur Qual wird. Die Veränderungen können ein- oder auch doppelseitig auftreten, und zwar meist bevorzugt im äußeren oberen Quadranten der Brustdrüse.

Rund 20 Prozent aller Frauen zwischen 35 und 55 Jahren leiden unter Mastopathie, die in den meisten Fällen erst nach der Menopause ausheilt.

Die drei Grade der Mastopathie

Die gutartigen Brustveränderungen – medizinisch korrekt als *Mastopathia cystica fibrosa* bezeichnet – werden in drei Grade eingeteilt.

- *1. Grad:* Diese häufigste Form findet man bei rund 70 Prozent der betroffenen Frauen. Gewebewucherungen und Zellveränderungen treten in diesem Stadium nicht auf.
- *2. Grad:* Bei diesem Grad sind bereits erste Wucherungen des Brustgewebes festzustellen. Da noch keine veränderten Zellen vorliegen, ist das Risiko für Brustkrebs (siehe Seite 100) nur minimal erhöht.
- *3. Grad:* Ungefähr 10 Prozent aller Patientinnen mit Mastopathie müssen diesem Stadium zugeschrieben werden. Hier treten zu den Gewebewucherungen auch Zellveränderungen hinzu. Die Wahrscheinlichkeit, an Krebs zu erkranken, liegt bei diesen Frauen 2- bis 4-mal höher als bei den übrigen Frauen. Eine regelmäßige gynäkologische Untersuchung ist in diesem Fall unbedingt erforderlich.

Die Ursachen

Die Ursachen der Mastopathie sind bis heute nicht eindeutig geklärt. Es ist aber seit langem bekannt, dass hormonelle Faktoren, und zwar ein Ungleichgewicht der Östrogene sowie Gestagene, eine wichtige Rolle spielen. Involviert ist ein weiteres weibliches Geschlechtshormon, das Prolaktin, welches in der Hirnanhangsdrüse, der Hypophyse, gebildet wird und für die Milchbildung nach der Geburt verantwortlich ist. Auch die Fruchtbarkeit wird durch Prolaktin wesentlich beeinflusst.

Eine Mastopathie kann sich dann entwickeln, wenn entweder die Östrogenkonzentration zu hoch und/oder die Gestagenkonzentration zu niedrig ist oder – jedoch weitaus seltener – ein zu hoher Prolaktinspiegel vorliegt. Der Östrogenüberschuss wirkt stark anregend auf die Bindegewebsneubildung in der Brustdrüse.

Als für das hormonelle Ungleichgewicht verantwortliche Faktoren werden psychische Komponenten, bestimmte Medikamente, eine genetische Veranlagung sowie Nikotin- und Kaffeemissbrauch diskutiert.

Selbstuntersuchung der Brust

Unabhängig von ärztlichen Untersuchungen ist die Selbstkontrolle der Brüste für jede Frau absolut unerlässlich. Wenigstens einmal monatlich sollten Sie sie abtasten und bei Veränderungen wie Knötchen, Druckschmerz, Verhärtungen, Einziehungen der Brustwarzen oder der Warzenhöfe sowie bei Flüssigkeitsabsonderungen aus den Warzen den Arzt aufsuchen.

- Für die Selbstuntersuchung stellt man sich am besten vor einen Spiegel und betrachtet beide Brüste zunächst bei herunterhängenden Armen. Dann hebt man die Arme und verschränkt sie auf dem Nacken. Achten Sie auf irgendwelche Besonderheiten, die Ihnen optisch auffallen.
- Anschließend beginnen Sie mit dem Abtasten, indem Sie die zu untersuchende Brust mit einer Hand von unten abstützen und sie mit der anderen von oben nach unten – und zwar von außen nach innen – betasten. Danach untersuchen Sie die Außenseite der Brust, indem Sie die Hand der Gegenseite flach auflegen und mit ihr von der Achselhöhle bis zur Brustmitte tasten. Auf die Achselhöhle selbst müssen Sie ebenfalls achten und nach Schwellungen oder Lymphknoten suchen.
- Gehen Sie mit der anderen Brust in derselben Weise vor.

Das können Sie tun

Veränderungen in der Brust erfordern in jedem Fall eine gründliche Untersuchung durch einen Gynäkologen. Sollte er eine Mastopathie Grad 1 oder 2 diagnostizieren, so können sanfte Methoden Linderung verschaffen.

Ernährung

Da die Mastopathie meist mit schmerzhaften Ödemen in der Brust einhergeht, sollte man die Kochsalzzufuhr so stark wie möglich einschränken, denn Kochsalz bindet Wasser im Gewebe und kann so die Wasseransammlung in der Brust noch verstärken.

- Würzen Sie Ihr Essen statt mit Kochsalz mit Kräutern.
- Greifen Sie auf salzarme Lebensmittel zurück.

Die in Kaffee, Tee, Cola-Getränken und Kakao enthaltenen Methylxanthine können den Zellstoffwechsel negativ beeinflussen, was wiederum die Gewebeveränderungen bei einer Mastopathie fördert. Daher sollten betroffene Frauen auf diese Getränke und zusätzlich auch auf Schokolade und andere Kakaoprodukte weitestgehend verzichten.

Nach Untersuchungen kanadischer Gynäkologen sind Spannungsgefühle und Schmerzen in der Brust vor Beginn der Monatsblutung womöglich auf eine zu fette Ernährung zurückzuführen. Die Wissenschaftler aus Toronto berichten, dass sich in Studien die Mastopathie-Beschwerden durch eine fettarme Diät gebessert hätten. In ersten Studien war bereits festgestellt worden, dass Frauen mit Mastopathie kurz vor der Menstruation oft einen erhöhten Cholesterinspiegel haben. Nun fanden sie, dass Frauen mit schwerer Mastopathie während des Zyklus mehr Fett aßen als gesunde Frauen. Interessant in diesem Zusammenhang ist, dass Frauen mit Mastopathie verstärkt über Hunger vor der Menstruation berichteten. Ein Bluttest bestätigte bei ihnen erhöhte Cholesterinwerte.

Weitere sanfte Therapiemethoden

Die Beschwerden von Grad 1 oder Grad 2 können durch die Früchte des Mönchspfeffers – auch Keuschbaum genannt – gelindert werden, denen eine hormonregulierende Wirkung zugeschrieben wird (siehe Seite 116). In verschiedenen klinischen Untersuchungen zeigte sich, dass nach drei- bis sechswöchiger Behandlung mit Mönchspfeffer bei der Hälfte der Frauen die Beschwerden völlig verschwunden und bei einem weiteren Viertel zumindest deutlich verringert waren. Empfohlen wird, dreimal täglich 20 Tropfen einzunehmen.

Depressionen

In Deutschland gehören Hoffnungslosigkeit, Verzweiflung und Kraftlosigkeit ständig zum Leben von Millionen von Menschen. Jährlich kommen ungefähr 800 000 Menschen mit diesen oder ähnlichen Symptomen hinzu. Oft werden Depressionen nicht gleich erkannt und dauern folglich lange Zeit. Depressionen können aber auch abrupt enden: Sie sind die häufigste Ursache für Suizide. Dabei ist die Lage der Betroffenen alles andere als aussichtslos, denn mit der richtigen Behandlung könnte mehr als 80 Prozent der Erkrankten geholfen werden.

Die Ursachen

Die typische Depression zählt nach Einordnung der Mediziner zu den Gemütskrankheiten und wird als „unipolare Depression" bezeichnet. Sie beginnt meist zwischen dem 40. und 50. Lebensjahr. Es erkranken im Durchschnitt doppelt so viele Frauen wie Männer. Treten außer den Symptomen Niedergeschlagenheit, Antriebsarmut sowie Interesselosigkeit auch Phasen grundlos oder übermäßig gehobener Stimmung auf, spricht man von einer „bipolaren Störung".
Bei der Entstehung der echten Depression spielen viele Faktoren eine Rolle, nämlich:

- psychische Veranlagung,
- Kindheitserfahrungen,
- äußere lebensgeschichtliche Faktoren.

Auslöser sind meist psychisch belastende Ereignisse, beispielsweise der Tod eines nahestehenden Menschen oder Überforderungssituationen. Nur selten können solche Situationen auch die *Ursache* einer Depression sein, die man dann als „reaktiv" bezeichnet. Die Gedrücktheit übersteigt dabei die von Ausmaß und Dauer her als „normal" geltende Trauer- oder Bewältigungsreaktion. Als reaktiv gelten auch Depressionen, deren Auslöser eine nachvollziehbare psychische Überlastung durch Konflikte in der Familie und im Berufsleben oder durch finanzielle Probleme ist. Reaktive Depressionen haben ebenso wie leichtere depressive Verstimmungszustände verhältnismäßig gute Heilungschancen.

Die zu Besorgnis veranlassende Form der Depression ist jene, die scheinbar ohne äußere Ursache auftritt und schnell die körperliche bzw. geistige Leistungsfähigkeit beeinträchtigt. Dieser Depressionstyp wird in der Regel als von innen kommende (endogene) Depression bezeichnet und tritt immer wieder auf. Mehr noch als bei anderen depressiven Formen geht man hierbei von einer Störung im Gehirnstoffwechsel aus. Wie bei vielen anderen psychischen Erkrankungen auch, scheint sich das Risiko, an einer Depression zu erkranken, teilweise zu vererben. Weitere Depressionsformen:

- Die so genannte *Winterdepression* (saisonal abhängige Depression = SAD) wird mit einer Fehlregulation bestimmter Hormone (Melatonin) des Schlaf-Wach-Rhythmus in Verbindung gebracht und spricht oft auf die Behandlung mit Licht an.
- Die *Depression nach der Entbindung* (Wochenbettdepression = postpartale Depression) geht möglicherweise auf hormonelle Umstellungen zurück. Obwohl sie vielfach von allein verschwindet, besteht für einige Patientinnen die Notwendigkeit der Behandlung.

- Unter dem Sammelbegriff *organisch bedingte Depression* werden depressive Störungen zusammengefasst, die durch körperliche Veränderungen, meist durch Erkrankungen des zentralen Nervensystems, ausgelöst werden.

Die Symptome

Hoffnungslosigkeit, Erschöpfung, Traurigkeit und Freudlosigkeit sind deutliche Anzeichen einer Depression. Die Betroffenen leiden oft unter schlechter Laune, einem geringen Selbstwertgefühl, Appetitlosigkeit und Schlafstörungen. Doch auch körperliche Beschwerden wie Kopfschmerzen, Verdauungsstörungen und Magenprobleme können auf eine Depression hindeuten.

Eine anfangs leichte Symptomatik kann sich im Laufe der Zeit verstärken. Bei allen Störungen, die mehr als eine bloße Verstimmung darstellen, sollte deshalb ein Arzt aufgesucht werden.

Welche Ursachen gibt es noch?

Depressionen treten häufig auch im Gefolge einer schweren Erkrankung auf. Besonders gefährdet sind Patienten mit chronischen Schmerzen, mit Parkinson-Syndrom, Diabetes mellitus und Demenz sowie Krebspatienten und Herz-Kreislauf-Kranke. In seltenen Fällen können auch hormonelle Störungen wie eine Unterfunktion der Schilddrüse oder die Wechseljahre der Frau die Krankheitsursache sein.

Medikamente können ebenfalls zu Depressionen führen. Hierunter fallen Mittel gegen Herz-Kreislauf-Erkrankungen wie z.B. Betablocker; auch Kortison und Antibiotika können depressive Symptome erzeugen. Typisch ist, dass diese nach Absetzen der Medikamente deutlich zurückgehen oder verschwinden.

Wie kann man vorbeugen?

Am wichtigsten ist, dass Sie Ihr Leben selbst in die Hand nehmen. Statt Probleme in sich „hineinzufressen“, sollten Sie mit anderen darüber sprechen. Achten Sie darauf, sich keinesfalls abzukapseln, denn kein Mensch kann ohne soziale Kontakte leben. Vernachlässigen Sie Ihre Freunde nicht, suchen Sie sich aber auch neue. Sorgen Sie für Abwechslung. Hobbys und Interessen lenken Sie von manchem seelischen Tief ab. Damit Sie künftig bei kleinen Problemen gelassener reagieren können, erlernen Sie eine Entspannungstechnik Ihrer Wahl. Dies wird Ihnen allerdings leichter fallen, wenn Sie nicht gerade in einer Krise stecken.

Das können Sie tun

Grundsätzlich müssen Depressionen ärztlich mit Medikamenten und/oder psychotherapeutisch behandelt werden, doch kann man die Behandlung durch sanfte Heilmethoden durchaus unterstützen.

Achtung!

Wegen des relativ hohen Selbstmordrisikos depressiver Patienten muss jede Depression ernst genommen werden!

Akupressur

- Drücken Sie etwa 1 Minute lang mit Ihrem Zeigefinger sanft gegen die Vertiefung zwischen Nase und Oberlippe.

Ätherische Öle

Zahlreiche ätherische Öle beeinflussen die Psyche positiv, z. B. Lavendel-, Rosmarin-, Pfefferminz- und Orangenöl.

5 Tropfen Grapefruitöl
3 Tropfen Bergamotteöl
2 Tropfen Lavendelöl
2 Tropfen Zypressenöl

Zubereitung und Anwendung:
Mischen Sie die Öle miteinander, und geben Sie die Mischung in die Duftlampe.

Bach-Blüten

Gegen nahezu alle Symptome einer Depression empfiehlt Dr. Bach entweder einzelne Blütenessenzen oder auch verschiedene Mischungen. So soll beispielsweise Cherry Plum Selbstmordgedanken vertreiben, und Traurigkeit soll mit Hilfe von Gentian, Honeysuckle, Mustard und Willow verschwinden.

Bewegung

Sportliche Betätigung kräftigt nicht nur den Körper, sondern stabilisiert auch das psychische Gleichgewicht. Deswegen empfehlen auch Psychiater in der Klinik ihren Patienten den täglichen „strammen“ Spaziergang. Achten Sie besonders in den Wintermonaten darauf, bei Tageslicht nach draußen zu gehen (saisonal abhängige Depression, siehe Seite 73).

Entspannung

Frauen mit Depressionen profitieren von Entspannungstechniken wie dem autogenen Training oder der Visualisierung.

- Legen Sie sich mit dem Rücken auf eine Matte. Geben Sie die linke Hand auf den Bauch, die rechte auf den Brustkorb. Atmen Sie jetzt so, dass sich zwar Ihr Bauch, nicht jedoch der Brustkorb bewegt. Machen Sie acht Atemzüge pro Minute, dann weniger, bis Sie Ihren Rhythmus gefunden haben. Versetzen Sie sich gedanklich an einen ruhigen Ort, der auf Sie entspannend wirkt.

Homöopathie

Gegen Antriebs- und Willenslosigkeit helfen *Hypericum*-D1- und *Piper-methysticum*-D2-Tropfen. Trauer und Kummer lassen sich am besten mit *Ignatia* D12 bekämpfen. Stimmungssschwankungen sprechen auf *Lachesis* D12 an.

Phytotherapie

2 TL getrocknetes Johanniskraut
250 ml kochendes Wasser

Zubereitung:
Übergießen Sie das Johanniskraut mit dem kochenden Wasser, und lassen Sie den Aufguss etwa 10 Minuten zugedeckt ziehen.

Anwendung:
Bei leicht gedrückter Stimmung können Sie Johanniskrauttee dagegen einsetzen. Trinken Sie ihn 2- bis 3-mal am Tag. Beginnen Sie damit im Herbst, dann können Sie einer leichten Winterdepression möglicherweise vorbeugen.

Johanniskrautpräparate aus der Apotheke

Bei leichten bis mittelschweren Depressionen sind hoch dosierte Johanniskrautpräparate auch von der Schulmedizin anerkannt. Ihre Wirkung entspricht der von synthetischen Antidepressiva; unerwünschte Begleiteffekte sind äußerst selten und dann nur sehr schwach ausgeprägt.

Reflexzonenmassage

Drücken Sie 1 Minute lang die drei Punkte für den Kopf. Sie befinden sich an der Unterseite der Großzehe, nämlich an der Basis, am äußeren Rand und an der Zehenspitze.

Eileiterentzündung

Was umgangssprachlich mit einer Eierstockentzündung bezeichnet wird, stellt sich bei näheren Untersuchungen in nahezu 100 Prozent der Fälle als eine Entzündung der Eileiter heraus.

Diese relativ häufig vorkommende Infektionskrankheit wird von zahlreichen Frauen überhaupt nicht bemerkt, da sie oft ohne jegliche Beschwerden auftritt.

Bei ungefähr 95 Prozent der Patientinnen beginnt die Entzündung an den Eileitern. Bleibt sie unbehandelt, kann sie sich auf Eierstock, Gebärmutterwand und Gebärmutterschleimhaut ausdehnen, was häufig ein schweres Krankheitsbild auslösen kann.

Bei rund 25 Prozent der betroffenen Frauen zieht eine Entzündung der Eileiter schwerste Komplikationen nach sich: Die Wände der Eileiter können miteinander verkleben, wodurch es sowohl den Spermien als auch den Eizellen nicht mehr möglich ist, durch die Eileiter zu wandern. So kommt es dann – statistisch gesehen – bei jeder zehnten Frau, die an einer Eileiterentzündung erkrankt ist, zur ungewollten Kinderlosigkeit.

Die Ursachen

Fast immer wird eine Entzündung der Eileiter durch Erreger ausgelöst, die über Scheide und Gebärmutter in die Eileiter gewandert sind. In vielen Fällen können *Chlamydien* (bakterienartige Krankheitserreger) nachgewiesen werden. Sie haften am Gebärmutterhals und können von dort, da sie keinerlei spürbaren Symptome hervorrufen, ungehindert zu den Eileitern und Eierstöcken wandern. Übertragen werden diese Erreger fast ausschließlich durch sexuelle Kontakte. Es ist daher wichtig, dass bei einer Chlamydien-Infektion beide Partner behandelt werden, auch wenn nur einer infiziert ist.

Ein weiterer Erreger der Salpingitis sind *Trichomonaden,* kleine Einzeller oder Geißeltierchen. Zwar werden auch sie hauptsächlich beim Geschlechtsverkehr übertragen, doch können auch mangelhafte hygienische Verhältnisse (beispielsweise der gemeinschaftliche Gebrauch von Waschlappen oder Handtüchern) ein Grund für eine Schmierinfektion sein.

Besonders „empfänglich“ sind Frauen für Chlamydien oder Trichomonaden:

- nach einer Geburt,
- wenn sie eine „Spirale“ (Intrauterinpessar) zur Empfängnisverhütung tragen,
- während bzw. kurz nach der Regelblutung,
- nach einem Schwangerschaftsabbruch,
- nach einer Fehlgeburt.

Bei Verdacht zum Arzt!

Wenn Sie Unterleibsschmerzen haben oder ungewöhnlichen Ausfluss bemerken (siehe Seite 58), sollten Sie unverzüglich einen Arzt aufsuchen, denn nur er kann die bei einer Eileiterentzündung drohende Gefahr der Eileiterverklebung durch Antibiotika-Gabe abwehren. Je später die Entzündung erkannt und behandelt wird, desto häufiger treten Komplikationen auf.

Einen guten Nährboden finden Chlamydien und Trichomonaden auch in einer gestörten Scheidenflora (siehe Seiten 59, 119). Ist deren saures Milieu aus dem Gleichgewicht geraten, werden die Erreger in der Scheide nicht mehr abgetötet, sondern können sich dort drastisch vermehren und anschließend in die Eileiter wandern.

Die Symptome

Eine Infektion mit *Chlamydien* verursacht häufig keine oder nur schwach ausgeprägte Beschwerden. Dazu gehören beispielsweise:

- geringe Schmerzen im Unterleib,
- eventuell Zwischenblutungen,
- Druckgefühl in der Blase,
- manchmal schwaches Brennen oder Jucken beim Wasserlassen,
- Ausfluss.

Da diese relativ beschwerdefreien Symptome häufig als Blaseninfektion (siehe Seite 60) fehlgedeutet werden, sehen viele Frauen keinen Anlass für einen Arztbesuch. Frauen sollten überdies aufmerksam reagieren, wenn ihr Sexualpartner über Brennen beim Wasserlassen und eitrigen Ausfluss berichtet. Ein Arztbesuch ist hier für beide unerlässlich.

Eine Infektion mit *Trichomonaden* wird dagegen meist aufgrund des übel riechenden, gelblich gefärbten Ausflusses sowie des sehr schmerzhaften Brennens und Juckens der Scheide bemerkt. Auch hier ist unbedingt ein Arzt aufzusuchen.

Wie kann man vorbeugen?

- Waschen Sie den Intimbereich zweimal täglich mit warmem Wasser. Verwenden Sie dazu beispielsweise einen weichen Waschlappen, den Sie täglich auskochen. Verzichten Sie auf Intimsprays und spezielle Wasch-Gels.

- Tragen Sie hautfreundliche Unterwäsche aus Baumwolle, die man heiß waschen kann. Meiden Sie synthetische Fasern.
- Setzen Sie sich in der Sauna nicht direkt auf die Bank, sondern auf Ihr Handtuch.

Das können Sie tun

Eine akute Eileiter- und/oder Eierstockentzündung wird heute stets antibiotisch behandelt. Bei einer chronischen Entzündung können Sie jedoch mit sanften Heilmethoden eingreifen.

Homöopathie

Eine homöopathische Behandlung sollte immer von einem erfahrenen Homöopathen eingeleitet und durchgeführt werden. Wichtig ist, dass Sie nur *ein* Mittel einnehmen. Ändern sich die Beschwerden, ist ein neues Mittel erforderlich.

- Gegen Folgebeschwerden nach einer Eileiterentzündung kann *Mercurius bijodatus* D6 helfen. Nehmen Sie 3-mal täglich 5 Globuli, 5 Tropfen oder 1 Tablette.
- Gegen den Ausfluss können Sie *Thuja* D6 einsetzen. Nehmen Sie 3-mal täglich 5 Globuli, 5 Tropfen oder 1 Tablette.

Milchsäurebakterien

Durch Einführung von verflüssigtem Bio-Joghurt – er enthält Milchsäurebakterien – können Sie wieder eine gesunde Scheidenflora herstellen, die somit ihre Abwehrfunktion voll erfüllen kann. In der Apotheke gibt es rezeptfreie Zäpfchen mit Milchsäurebakterien oder spezielle Scheidenspülungen. Sie sollten sich jedoch vor jeglicher Anwendung unbedingt mit Ihrem Gynäkologen beraten.

Wassertherapie

Warme Sitzbäder mit Kräuterzusätzen, die Ihnen der Arzt verschreibt, lindern die Beschwerden einer chronischen Eileiterentzündung oder verdrängen sie sogar ganz. Durch die Wärme wird die Durchblutung angeregt und die körpereigene Abwehr gestärkt.

Achtung!

Bei einer akuten Eileiterentzündung darf diese Anwendung keinesfalls durchgeführt werden!

Erschöpfung und Müdigkeit

Von Erschöpfung und Müdigkeit im medizinischen Sinne spricht man, wenn man über längere Zeit einer starken seelischen – beispielsweise bei einer Scheidung – oder körperlichen Belastung – hohe Anforderungen im Beruf – ausgesetzt ist. Man ist den täglichen Anforderungen nicht mehr gewachsen, fühlt sich schlapp und ausgepumpt, man ermüdet schnell und kann sich nicht konzentrieren. Die körperliche und seelische Leistungsfähigkeit ist erheblich beeinträchtigt. Für Hobbys und Freunde fehlt es an jeglichem Interesse. Obwohl man sich vor Müdigkeit nicht mehr auf den Beinen halten kann, wälzt man sich schlaflos im Bett hin und her. Dieses Schlafdefizit wiederum führt schon bei den geringsten Anlässen zu Gereiztheit und Aggressivität.

Oft treten zusätzlich Kopfschmerzen, Herzstiche sowie Druck in der Magengegend auf, und manchmal kann es sogar zu Ohnmachtsanfällen kommen. Sehr oft besteht auch eine erhöhte Anfälligkeit für Infektionen.

Das chronische Müdigkeitssyndrom (CMS)

Der Begriff „Chronisches Müdigkeitssyndrom" (CMS) bzw. „Chronic fatigue syndrome" (CFS) wurde erstmals 1988 in den USA geprägt. Damals klagten immer mehr Menschen über Gelenk- und Muskelschmerzen, Blasenentzündung, unerklärliche Stimmungsschwankungen, plötzliche Fieberschübe, geschwollene Lymphknoten, nächtliche Schweißausbrüche und Schlafstörungen. Sie neigten zu Allergien und zeigten Symptome, die auf Wechseljahresbeschwerden, grippale oder andere Infekte hinwiesen, die jedoch alle als zugrunde liegende Erkrankung ausgeschlossen werden konnten.

Heute weiß man, dass das CMS mit einer Schwächung des Immunsystems verbunden ist. Zurückgeführt wird diese Schwächung auf schädliche Umwelteinflüsse. Unter dem CMS leiden deutlich mehr Frauen als Männer, was mit der Doppelbelastung, der erstere ausgesetzt sind, erklärt wird.

Vor allem berufstätige Frauen mit Familie leiden heute häufig unter diesen Symptomen. Sie sind durch Familie und Job einer enormen Belastung ausgesetzt, denn sie möchten weder das eine noch das andere vernachlässigen. Daher gehen Frauen in solchen Situationen häufig über ihre körperliche und seelische Leistungskraft hinaus, was dann fatale Folgen nach sich zieht.

Die Ursachen

Die häufigsten Ursachen für eine Erschöpfung sind:

- Folgen einer schweren Erkrankung,
- niedriger Blutdruck,
- lang anhaltender Stress,
- depressive Verstimmung,
- Schlafstörungen,
- falsche Ernährung,
- Eisen- und Jodmangel,
- Missbrauch von Alkohol, Schlaf- und Beruhigungsmitteln.

Wie kann man vorbeugen?

Wenn Sie eine *schwere Erkrankung* hinter sich haben, sollten Sie die körperliche Regeneration fördern. Hier hilft Vitamin B_{12}, das Sie als Kapseln oder Trinkampullen in der Apotheke bekommen. Zusätzlich sollten Sie einem drohenden Vitaminmangel durch Multivitaminpräparate vorbeugen.

Gegen *niedrigen Blutdruck* und die damit verbundenen Erschöpfungsbeschwerden hilft es, morgens langsam aufzustehen. Machen Sie Wechselduschen mit durchblutungsfördernden Zusätzen wie Rosmarin. Trinken Sie morgens Kaffee oder schwarzen Tee. Sehr wichtig ist auch, dass Sie sich viel an der frischen Luft bewegen: Wandern, Radfahren oder im Winter Skilanglauf sind probate Mittel.

Stress völlig zu vermeiden ist natürlich unmöglich, und ein bisschen Stress ist sogar gesund. Doch wenn er lang anhält, Sie also über einen längeren Zeitraum unter permanentem Druck stehen, sind Erschöpfung und Müdigkeit die logischen Folgen. Achten Sie deshalb rechtzeitig auf Symptome wie Schlafstörungen, Interesselosigkeit, Kopfschmerzen sowie Konzentrationstörungen, und handeln Sie schnell. Bauen Sie Stress ab, stellen Sie Perfektionismus nicht immer an die erste Stelle, denn schließlich ist es ziemlich egal, ob Kinderzimmer oder Küche nun tipptopp aufgeräumt sind oder nicht. Versuchen Sie Arbeiten zu delegieren, Sie müssen nicht alles selber erledigen. Gönnen Sie sich auch einmal eine „Aus-Zeit"!

Wenn Sie unter leichten *Depressionen* leiden, sollten Sie pflanzliche Medikamente wie Johanniskraut versuchen (siehe Seite 76). In vielen klinischen Studien hat sich herausgestellt, dass es ebenso wirksam ist wie synthetische Antidepressiva. Bei einer saisonalen Depression (siehe Seite 73) gehen Sie viel an die frische Luft, möglichst bei Tageslicht. Bei Sonnenlicht wird sich Ihre Stimmung wieder bessern.

Sollten *Schlafstörungen* die Ursache von Erschöpfung und Müdigkeit sein, so halten Sie bestimmte Schlafrituale ein. Gehen Sie möglichst immer zur gleichen Zeit ins Bett. Ihr Schlafzimmer sollte lärmfrei sein. Lassen Sie frische Luft ins Zimmer. Trinken Sie abends nicht zu viel Alkohol, und essen Sie kurz vor dem Schlafengehen nichts mehr.

Das können Sie tun

Akupressur

Mit Akupressur können Sie Müdigkeit reduzieren und gleichzeitig Ihr Immunsystem stärken (dies ist wichtig, wenn Sie unter CMS leiden).

- Pressen Sie die Kuppen Ihrer Mittelfinger auf die Höhlungen der Schädelbasis am hinteren Nacken etwa 5 cm beidseits der Wirbelsäule.
- Drücken Sie mit Ihrem rechten Mittelfinger etwa 5 cm seitlich des Halses von oben gegen die Schulter. Wiederholen Sie dies auf der anderen Seite.

Wenn Sie schwanger sind, sollten Sie sich vor einer Anwendung von Akupressur mit Ihrem Arzt besprechen.

Empfehlung

Dem chronischen Müdigkeitssyndrom können Sie am besten vorbeugen, indem Sie Ihr Immunsystem mit Vitaminen und Nährstoffen stärken. Ernähren Sie sich ausgewogen. Essen Sie viel frisches Obst und Gemüse. Bewegen Sie sich viel an frischer Luft.

Ätherische Öle

6–8 Tropfen Lavendel fein oder extra fein
1 EL süße Sahne

Zubereitung:
Vermischen Sie das ätherische Öl mit der Sahne, und geben Sie die Mischung in ein warmes Vollbad.

Anwendung:
Mithilfe des ätherischen Öls von Lavendel können Sie besser abschalten und wieder neue Kraft schöpfen. Legen Sie sich 15 Minuten in das Wasser, und entspannen Sie sich.

- Geben Sie 1–2 Tropfen Lavendel fein auf das Kopfkissen. Das fördert den Schlaf.

Bach-Blüten

Auch mit Bach-Blüten können Sie Erschöpfung und Müdigkeit begegnen. So hilft Olive gegen Erschöpfung nach langer Krankheit, und Vervain, Centaury oder Oak wirken bei Überforderung.

Phytotherapie

Gegen die Symptome von Erschöpfung und Müdigkeit hilft auch ein Tonikum aus Brennnesselsamen, das in der Volksmedizin als leistungssteigernd und anregend gilt.

- Nehmen Sie täglich 1–2 Esslöffel Brennnesselsamen zu sich, beispielsweise auf einem Butterbrot, in einer Suppe oder als Aufguss.

Wenn für Ihre Erschöpfung und Müdigkeit keine organischen Ursachen zu finden sind, können Sie Ihr Allgemeinbefinden mit der Einnahme von Knoblauch deutlich verbessern. Er erhöht Ihre Konzentrations- und Leistungsfähigkeit, hebt Ihre Stimmung und vertreibt Nervosität.

- Nehmen Sie jeden Tag ausreichend frischen Knoblauch zu sich.

Weitere sanfte Therapiemethoden

Mitverantwortlich für Erschöpfungszustände kann auch ein Vitamin-B_2-Mangel sein. Vor allem Konzentrationsschwäche und Kopfschmerzen sind darauf zurückzuführen. Milch und Milchprodukte wie Joghurt, Quark, Buttermilch oder Kefir enthalten viel Vitamin B_2 und sind daher sehr zu empfehlen.

- Trinken Sie viel Milch, oder essen Sie täglich mindestens 1 Becher Joghurt, Kefir etc.

Feigwarzen (Feucht- bzw. Spitzwarzen, Kondylome)

Feigwarzen *(Condylamata acuminata)* gehören zu den häufigsten sexuell übertragenen Erkrankungen. In den letzten 20 Jahren hat sich die Anzahl der Krankheitsfälle deutlich erhöht. Verursacht werden sie durch eine Infektion mit dem so genannten Humanen Papilloma-Virus (HPV), von dem bis heute insgesamt 26 verschiedene Arten bekannt sind.

HPV gehört zur Familie der Papoviren, den Erregern von Körperwarzen. Auslösendes Virus der Feigwarzen ist HPV 6 oder HPV 11. Beide verbleiben auch nach Entfernung der Warzen im Körper und können so immer wieder durch verschiedene Faktoren aktiviert werden.

Bei Feigwarzen handelt es sich um Gewebewucherungen in der Größe eines Stecknadelkopfs, die jedoch auch weitaus größer werden können. Sie sind fleischfarben, können aber gelegentlich auch rosa oder grau sein. Feigwarzen können allein oder in Gruppen auftreten und sind manchmal so flach bzw. klein, dass sie mit bloßem Auge nicht zu erkennen sind.

Die Feigwarzen, auch Kondylome genannt, treten in der Regel zwei bis vier Wochen nach der Infektion auf. Oft dau-

Stumme Viren!

Feigwarzen sind sozusagen das sichtbare Symptom einer Infektion mit HPV, doch treten sie durchschnittlich nur bei ungefähr 30 Prozent der infizierten Personen auf (höherer Anteil bei Frauen). Bei den restlichen 70 Prozent verläuft die Infektion stumm, das heißt ohne Bildung von Feigwarzen.

Man geht davon aus, dass einige HP-Viren die Entwicklung verschiedener Krebsarten fördern, beispielsweise von Gebärmutterhalskrebs. Im Rahmen der jährlichen gynäkologischen Früherkennungsuntersuchung wird deshalb auch ein Abstrich des Gebärmutterhalses durchgeführt und untersucht, um auf diese Weise Gewebeveränderungen rechtzeitig erkennen zu können.

Wie wird das Virus übertragen?

Während des Geschlechtsverkehrs gelangt das Virus über kleinste Verletzungen, z.B. an der Scheide, in die Haut, wo es sich eventuell viele Jahre, ja sogar ein Leben lang stumm verhalten kann. Ist aber beispielsweise Ihr Immunsystem geschwächt, so können sich schon bald nach der Infektion die Warzen bilden.

ert es sogar mehrere Monate, bis man selbst bzw. der Arzt die Warzen wahrnehmen kann. Sie manifestieren sich hauptsächlich an den Schamlippen, in der Scheide, am Gebärmutterhals oder im Bereich der Harnröhrenmündung, doch auch in der Leiste, am Oberschenkel oder sogar im Mund findet man sie gelegentlich.

Sie verursachen keine Schmerzen, machen sich aber eventuell durch Juckreiz oder Beißen im Genitalbereich, manchmal auch durch Schmerzen und Blutungen bemerkbar.

Wie kann man vorbeugen?

Da Feigwarzen beim ungeschützten Geschlechtsverkehr übertragen werden, stellt „Safer Sex“ die wichtigste prophylaktische Maßnahme dar. Bestehen Sie also mit Nachdruck darauf, dass Ihr Partner unbedingt Kondome benutzt, wenn er infiziert ist.

Um Verletzungen der Scheide zu verhindern, sollten Sie eventuell beim Geschlechtsverkehr ein Gleitmittel verwenden. Aus demselben Grund empfiehlt es sich, zu Beginn der Periode, wenn die Scheide relativ trocken ist, keine Tampons, sondern stattdessen Binden zu benutzen.

Stärken Sie Ihr Abwehrsystem, denn eine geschwächte Immunabwehr erleichtert es dem Virus, in die Haut einzudringen und sich dort zu vermehren. Auch die Warzenbildung kann in erster Linie durch ein intaktes Immunsystem verhindert werden.

Achtung!

Zwar verschwinden Feigwarzen häufig nach einiger Zeit von allein, doch „Abwarten" ist sicher nicht die richtige Therapie. Wenn Sie den Verdacht haben, dass sie an einer HPV-Infektion erkrankt sind, sollten Sie und auch Ihr Partner unbedingt einen Arzt konsultieren. Feigwarzen müssen vom Arzt behandelt werden, wobei sich die Therapie auf die chirurgische Entfernung der Warzen beschränkt; das Virus selbst kann nicht vollständig abgetötet werden. Übrigens: Es sollten immer beide Partner behandelt werden.

Das können Sie tun

Wie bereits oben erwähnt, ist eine Selbstbehandlung nicht möglich, doch können Sie Ihr Abwehrsystem stärken, um so den Ausbruch von Feigwarzen zu verhindern.

Aromatherapie

Mit ätherischen Ölen kann das Immunsystem über das zentrale Nervensystem gestärkt werden. Verwenden Sie die ätherischen Öle von Angelika, Bergamotte, Cajeput, Eukalyptus, Teebaum und/oder Thymian, zum Beispiel in dieser Kombination:

3 Tropfen Angelika
3 Tropfen Eukalyptus
2 Tropfen Teebaum

Zubereitung und Anwendung:
Mischen Sie die Öle, und geben Sie einige Tropfen der Mischung in eine Duftlampe. Stellen Sie diese in dem Zimmer auf, in dem Sie sich die meiste Zeit aufhalten.

Phytotherapie

1 TL getrocknete Taigawurzel
1 Tasse kochendes Wasser

Zubereitung:
Zerkleinern Sie die Wurzel, übergießen Sie sie mit dem kochenden Wasser, lassen Sie den Tee 15 Minuten ziehen, und seihen Sie ihn dann ab.

Anwendung:
Mit der in Russland beheimateten Taigawurzel können Sie die Bildung der Immunzellen anregen. Trinken Sie täglich 3 Tassen des Tees, doch keinesfalls länger als 3 Monate ohne Pause.

Achtung!
Menschen mit hohem Blutdruck müssen auf Taigawurzel-Tee oder -Präparate verzichten

Wassertherapie

Härten Sie Ihr Immunsystem ab, beispielsweise durch einen kalten Guss am Morgen.

- Duschen Sie nach dem Aufstehen ungefähr 5 Minuten lang mit warmem Wasser. Dann wechseln Sie für rund 10 Sekunden zu kaltem Wasser. Verwenden Sie bei der kalten Dusche eine Handbrause, mit der Sie den Wasserstrahl von außen nach innen wandern lassen. Gehen Sie mit der Brause immer zum Herzen und nicht vom Herzen weg!

- Nehmen Sie 2-mal täglich ein lauwarmes Sitzbad. Entzündungshemmend wirkt 1 Esslöffel Eisenkraut oder Eichenrinde als Badezusatz.

Weitere sanfte Therapiemethoden

Apfelessig wirkt ausgesprochen stärkend auf das Immunsystem. Seine Inhaltsstoffe stimulieren die Antikörper-Bildung (Kupfer), hemmen die Vermehrung von Bakterien sowie Viren und unterstützen die Selbstheilungskräfte (Vitamine A, C, E, Eisen, Selen, Zink).

- Trinken Sie vor der Hauptmahlzeit ein Glas Wasser, dem Sie einen Teelöffel Apfelessig zugeben.

Gebärmuttersenkung

Bei Frauen, die bereits mehrere Geburten hinter sich haben, tritt häufig eine Gebärmuttersenkung (Deszensus) auf, meist zusammen mit einer Senkung der Scheidenwand und der Blase. Dabei können ein unspezifisches Druckgefühl im kleinen Becken, diffuse Rückenschmerzen sowie Verdauungs- und Blasenentleerungsstörungen (siehe Seiten 65, 138) auftreten. Vor allem beim Husten, Lachen, Heben oder Niesen kann unkontrolliert Harn abgehen (siehe Seite 138).

Wirkt man der Gebärmuttersenkung nicht entgegen, kann es zu einem Gebärmuttervorfall (Prolaps) kommen, der eventuell mit Schmerzen, Geschwüren und Entzündungen verbunden ist. Eine Operation ist dann unumgänglich.

Die Ursachen

Die Gebärmutter ist an Bindegewebsbändern elastisch aufgehängt. Selbst das Gewicht des Kindes kurz vor der Geburt beeinträchtigt die Spannkraft dieser Bänder nicht. Bei einer eventuell angeborenen Bindegewebsschwäche, Übergewicht, kurz aufeinander folgenden schweren Geburten oder auch bei einem außergewöhnlich großen und schweren Baby kann der gesamte Halte- und Stützapparat der Gebärmutter an Spannkraft verlieren, er „leiert“ sozusagen aus. Auch schwere körperliche Arbeit kann Ursache für den Elastizitätsverlust sein. Dadurch kann sich die Gebärmutter in Richtung Scheide senken.

Wie kann man vorbeugen?

Wenn Sie unter einer Bindegewebsschwäche leiden, sollten Sie keine schwere körperliche Arbeit verrichten. Dies bezieht sich vor allem auf das Heben von schweren Gegenständen. Eventuelles Übergewicht sollten Sie abbauen.

Das können Sie tun

Eine Gebärmuttersenkung muss ärztlich behandelt werden. Bei leichteren Fällen können Sie jedoch durch regelmäßige Beckenbodengymnastik in deutlichem Maße Abhilfe schaffen.

Beckenbodengymnastik

Bei der Beckenbodengymnastik wechselt man zwischen regelmäßig zu wiederholender bewusster An- und Entspannung bestimmter Beckenbodenmuskeln ab.

- *Übung 1:* Legen Sie sich mit dem Rücken auf eine flache Matte, und stellen Sie Ihre Beine auf. Atmen Sie tief ein und langsam aus. Beim Ausatmen ziehen Sie alle Schließmuskeln zusammen. Versuchen Sie dabei das Geschlechtsteil leicht in den Bauch hineinzuziehen. Achten Sie darauf, dass sich das Schambein dem Bauchnabel nähert. Je mehr Sie ausgeatmet haben, desto stärker soll die Spannung werden. Wenn Sie wieder einatmen, entspannen Sie sich langsam. Nachdem Sie 2- bis 3-mal tief eingeatmet haben, beginnen Sie erneut mit der Übung.
- *Übung 2:* Legen Sie sich entspannt mit dem Rücken auf eine Matte. Stellen Sie wieder die Beine auf: Die Füße stehen nahe beieinander, und die Knie sind weit geöffnet. Beim Ausatmen spannen Sie Ihr Gesäß stark an. Schließen Sie die Körperöffnungen unter der Spannung der sich nähernden Knie. Beim Einatmen lösen Sie die Spannung wieder. Atmen Sie 2- bis 3-mal tief ein, und beginnen Sie dann erneut mit der Übung.
- *Übung 3:* Setzen Sie sich leicht zusammengesunken auf einen Hocker. Verlegen Sie den Druck auf den hinteren Teil des Beckenbodens. Versuchen Sie, After und Geschlechtsteile so kräftig wie möglich zusammenzupressen. Halten Sie die Spannung 10–15 Sekunden an. Beim Einatmen entspannen Sie sich.

Kegelübungen

Auch mit Hilfe von Kegelübungen (so benannt nach ihrem Erfinder) wird die Beckenbodenmuskulatur gekräftigt. Konzentrieren Sie sich auf Ihre Beckenmuskeln, indem Sie die Scheidenöffnung zusammenpressen. Stellen Sie sich dabei vor, dass Sie den Harnfluss unterbrechen wollen, dann fällt Ihnen die Übung leichter. Halten Sie diese Spannung ungefähr 30 Sekunden. Anschließend können Sie sich wieder entspannen. Wiederholen Sie die Übung. Führen Sie das Training 5- bis 10-mal täglich durch.

Herpes genitalis

Eine Infektion des Gebärmutterhalses, der Scheide oder der äußeren Geschlechtsteile mit dem Herpesvirus *Herpes simplex* Typ 2 (Typ 1 ist der Verursacher der so genannten Fieberbläschen) äußert sich vor allem bei der Erstinfektion durch meist mit starken Schmerzen verbundene Schwellungen und Rötungen. Der Krankheitsverlauf ähnelt dem des Lippenherpes, doch ist er in nahezu allen Fällen deutlich stärker ausgeprägt. Die zunächst noch kleinen Erhebungen verwandeln sich schnell in unangenehme Bläschen, die schließlich aufplatzen und (manchmal unter Narbenbildung) nur langsam abheilen. Auch können sich eventuell Geschwüre bilden. Allgemeine körperliche Schwäche, ähnlich wie bei einer Grippe, geschwollene Lymphknoten im Leistenbereich sowie Jucken und Brennen beim Wasserlassen sind eindeutige Kennzeichen einer Infektion mit *Herpes simplex*. Die Beschwerden können mehrere Wochen andauern. Zweit- und weitere Infektionen verlaufen in der Regel nicht mehr ganz so heftig ab.

Achtung!

Bei Verdacht auf eine Herpes-Infektion (die keineswegs nur Frauen befällt) sollten Sie unbedingt einen Arzt aufsuchen. Hat sich Ihre Vermutung bestätigt, wird er sofort eine virostatische (die Vermehrung der Herpesviren hemmende) Behandlung einleiten.

Besonderes Augenmerk auf eine frühzeitige Behandlung sollten Sie dann legen, wenn bereits eine Schwangerschaft besteht. Zwar kann diese trotz einer *Herpes-simplex*-Infektion komplikationslos verlaufen, doch kann beim Geburtsvorgang das Virus auf das Kind übertragen werden.

Die Ursachen

Das *Herpes-simplex*-Virus wird meist beim sexuellen Kontakt übertragen. Wie beim Lippenherpes kann das Virus jahrelang im Körper verweilen, ohne Symptome auszulösen.

Folgende Ursachen wie Stress, ein geschwächtes Immunsystem, das Einsetzen der Regelblutung oder bereits bestehende Erkrankungen wie Erkältung, Grippe etc. können dann zur Reaktivierung des Virus führen.

Wie kann man vorbeugen?

Da die Ansteckung mit dem Virus über sexuelle Kontakte läuft, kann man wie bei jeder anderen sexuell übertragbaren Erkrankung nur raten, während des gesamten Geschlechtsverkehrs Kondome zu benutzen.

Das können Sie tun

Wie bereits erwähnt, muss die Therapie des *Herpes genitalis* unbedingt von einem Arzt durchgeführt werden, wobei auch der Partner mitbehandelt werden muss. Die Therapie können Sie durch natürliche Maßnahmen unterstützen.

Phytotherapie

Echinacea oder der Sonnenhut regt die Aktivität von Phagozyten und Makrophagen, den so genannten Fresszellen des Immunsystems, an und unterstützt dieses damit bei seiner Arbeit. Außerdem „kurbelt" *Echinacea* die Produktion der Stresshormone an und erhöht so die Aktionsbereitschaft der Organe. Auf diese Weise ist der ganze Körper auf den „Angriff" von Krankheitserregern, beispielsweise *Herpes-simplex*-Viren, vorbereitet und kann so schneller und wirksamer reagieren, das heißt die Erreger bekämpfen.

Echinacea gibt es als Immunstimulanz hauptsächlich in Form von Tropfen (in der Regel auf Alkoholbasis), Dragees, Tabletten und Tee.

Holunder- und Lindenblütentee

5 TL getrocknete Holunderblüten
5 TL getrocknete Lindenblüten
1 Tasse kochendes Wasser

Zubereitung:
Vermischen Sie die getrockneten Blüten gut. Dann gießen Sie 1 Teelöffel der Mischung mit dem kochenden Wasser auf und seihen den Tee nach 10 Minuten ab.

Anwendung:
Mit diesem Tee, der eine Mischung aus Holunder- und Lindenblüten enthält, können Sie den *Herpes genitalis* auch von innen auf natürliche Weise bekämpfen. Trinken Sie täglich 3 Tassen Tee. Bei Bedarf können Sie ihn mit Honig süßen (Zähneputzen nicht vergessen).

Kamillesitzbad

50 g getrocknete Kamillenblüten
1 l kochendes Wasser

Zubereitung:
Die Kamillenblüten werden mit dem kochenden Wasser übergossen. Lassen Sie den Aufguss 10 Minuten zugedeckt ziehen, und seihen Sie ihn dann ab. Die Flüssigkeit geben Sie in ein warmes Sitzbad (10 Liter).

Anwendung:
Kamille wirkt entzündungshemmend und lindert die Beschwerden bei einer Herpes-Infektion. Außerdem fördert Kamille die Wundheilung. Ein Kamillesitzbad ergänzt die virostatische Therapie des Arztes. Machen Sie zweimal täglich ein Sitzbad mit Kamille.

Kopfschmerzen

Kopfschmerzen (Cephalgien) gehören zu den häufigsten Beschwerden, die geäußert werden. Fast jeder von uns hat sie gelegentlich, doch rund 70 Prozent der Bevölkerung in Deutschland leiden unter mehr oder minder chronischen Kopfschmerzen. Frauen sind deutlich häufiger betroffen als Männer.

Kopfschmerzen sind keine Krankheit, sondern sie stellen ein Symptom dar, ein Zeichen, dass mit dem Körper etwas nicht stimmt.

Die Kopfschmerztypen

1988 hat die International Headache Society (IHS) Kriterien entwickelt, nach denen sich verschiedene Kopfschmerzformen unterscheiden lassen. Zu diesen Kriterien gehören:

- Anfallsdauer,
- Anzahl der Anfälle im Monat,
- Art des Schmerzes (zum Beispiel dumpf, hämmernd, stechend),
- Begleitbeschwerden.

Doch auch mithilfe dieser Parameter gestaltet sich die Einteilung der verschiedenen Kopfschmerztypen als ziemlich schwierig. Wir möchten Ihnen hier die beiden wichtigsten vorstellen. Die Migräne finden Sie auf Seite 105.

Der Spannungskopfschmerz

Der Spannungskopfschmerz ist wohl am häufigsten anzutreffen. Charakteristisch sind moderate bis mäßig ausgeprägte, dumpfe, nicht hämmernde Schmerzen, die meist im Bereich von Hinterkopf und Stirn lokalisiert sind. Sie können sich jedoch auch auf den ganzen Kopf ausdehnen. Im Gegensatz zur Migräne (siehe Seite 105) beschränken sich die Schmerzen nicht auf eine Kopfhälfte, sondern treten beidseitig auf. Sie halten mehrere Stunden an. Die Betroffenen leiden ungefähr ein- bis zweimal in der Woche daran. Licht- und Lärmempfindlichkeit gehören zu den zeitweise auftretenden Begleitsymptomen, ebenso wie Rücken-, Nacken- oder Schulterschmerzen.

Der Cluster-Kopfschmerz

Dieser eigentlich extrem seltene Kopfschmerztyp betrifft Männer häufiger als Frauen, wobei Frauen, die früher unter Migräne gelitten haben, anscheinend ein höheres Erkrankungsrisiko tragen. Er tritt anfallsartig höchstens einmal im Jahr auf. Zwar dauert eine Attacke im Durchschnitt nur eine Stunde, doch zieht sich die Zeit, in der ein solcher Anfall auftreten kann, über mehrere Monate hin. Frühjahr und Herbst scheinen bevorzugte Jahreszeiten zu sein. Charakteristisch für den Cluster-Kopfschmerz (engl. *cluster* = Bündel) sind einseitige, bohrende Schmerzen hinter dem Auge.

Die Ursachen

Bei den Ursachen beschränken wir uns hier auf die bei Frauen häufiger vorkommende Kopfschmerzart, den Spannungskopfschmerz. Ausgelöst wird er durch eine breite Palette von Ursachen. Dazu gehören beispielsweise:

- Alkoholmissbrauch,
- Aufenthalt in großen Höhen („dünne Luft“),
- bestimmte Wetterlagen,
- Bildschirmarbeit,
- direkte Sonneneinstrahlung,
- hormonelle Schwankungen, beispielsweise vor oder während der Regelblutung,
- Nikotinmissbrauch,
- Probleme in der Familie oder am Arbeitsplatz,
- Schadstoffe aus der Umwelt (Malerfarben, Lösungsmittel etc.),

- Schlafmangel,
- starke körperliche Anstrengung,
- strenges Fasten,
- Stress,
- Überanstrengung,
- Verspannungen im Schulter- und Nackenbereich, beispielsweise durch langes Arbeiten am Computer.

Kopfschmerzen können jedoch auch als Symptom einer bereits bestehenden Erkrankung auftreten. So beobachtet man Kopfschmerzen auch im Rahmen von Gehirnhaut- und Gehirnentzündung, Gehirnerschütterung, Stirnhöhlenentzündung sowie zu hohem, aber auch zu niedrigem Blutdruck.

Kopfschmerzen durch Schokolade

Bestimmte Nahrungsmittel wie z.B. Schokolade, Käse, Rotwein, Innereien sowie Essig und saure Milchprodukte enthalten Tyramin. Forscher haben festgestellt, dass Tyramin die Bildung des Neurotransmitters Serotonin im Gehirn beeinflusst und auf diese Weise zu Kopfschmerzen führen kann (Ein Neurotransmitter ist eine chemische Substanz, die im Gehirn die Nervenimpulse von Nervenzelle zu Nervenzelle transportiert.)

Auch der in der Presse immer wieder beschriebene Glutamat-Kopfschmerz wird durch Lebensmittel ausgelöst, nämlich durch solche, die den Geschmacksverstärker Glutamat enthalten, der am Hirnstoffwechsel beteiligt ist. Er wird gerne für die Zubereitung von asiatischen Speisen verwendet.

Wie kann man vorbeugen?

Wenn Sie wissen, dass Sie anfällig für Kopfschmerzen sind, sollten Sie die bekannten Auslöser meiden. Konkret heißt das:

- nicht zu viel Alkohol trinken,
- nicht zu viel rauchen, am besten überhaupt nicht,
- für ausreichend Schlaf sorgen,
- nicht streng fasten,
- für ausreichende Flüssigkeitszufuhr (alkoholfrei) sorgen,
- Stress abbauen,
- sich regelmäßig an der frischen Luft bewegen,
- Häufig Sport treiben, jedoch nicht bis zur völligen körperlichen Erschöpfung,
- direkte Sonneneinstrahlung meiden (beispielsweise einen Sonnenhut aufsetzen),
- die Wohnung gut lüften,
- den Schmerzmittelkonsum auf das absolut Notwendige einschränken.

Das können Sie tun

Am wichtigsten ist, dass Sie schnell die Ursache für Ihre Kopfschmerzen herausfinden. Führen Sie eine kleine Selbstbefragung durch. Hier einige Beispiele:

- Bin ich lange am Computer gesessen?
- Habe ich zu viel geraucht/Alkohol getrunken?
- Habe ich noch nichts gegessen?
- War ich heute schon an der frischen Luft?
- War ich längere Zeit in der prallen Sonne?
- Habe ich erst vor kurzem meine Wohnung streichen lassen?
- Habe ich zu lange oder zu kurz geschlafen?

Kopfschmerzen durch Medikamente

Einige Medikamente können als Nebenwirkung Kopfschmerzen auslösen. Bekannt für diese unangenehme Eigenschaft sind beispielsweise die Nitrate, die bei Verengung der Herzkrankgefäße eingesetzt werden. In diesem Zusammenhang spricht man regelrecht vom „Nitrat-Kopfschmerz".

Auch zu häufiges Einnehmen von Schmerzmitteln kann zu Kopfschmerzen führen. Man spricht dann vom Analgetika-Kopfschmerz. Deshalb sollte man es sich gründlich überlegen, bevor man zu Schmerztabletten greift – auch bei Kopfschmerzen.

Akupressur

Mithilfe der Akupressur lassen sich Kopfschmerzen (vor allem Spannungskopfschmerzen) positiv beeinflussen. Hier einige Möglichkeiten:

- Drücken Sie mit dem Mittelfinger rund 2 Minuten lang gegen den Punkt zwischen den beiden Augenbrauen.
- Üben Sie mit beiden Mittelfingern einen starken und gleichmäßigen Druck auf den Bereich unterhalb des Haaransatzes auf beiden Seiten der Halswirbelsäule aus.

Aromatherapie

Ätherische Öle verschaffen bei Kopfschmerzen schnelle Linderung. Zusätzlich sollten Sie sich entspannen, wodurch der positive Effekt der Öle verstärkt wird.

- Geben Sie einige Tropfen Lavendel-, Pfefferminz-, Rosmarin- oder Teebaumöl auf die Schläfen. Den schnell einsetzenden kühlenden Effekt werden Sie als sehr angenehm und schmerzlindernd empfinden.

Achtung!

Sollten Kopfschmerzen immer wieder auftreten oder immer stärker werden, müssen Sie unbedingt einen Arzt aufsuchen. Das gilt auch, wenn sie mit Fieber, Schwäche, Doppeltsehen bzw. anderen Sehstörungen und Nackensteifigkeit einhergehen.

- Vermischen Sie 5 Tropfen Lavendelöl mit 2 Teelöffeln Johanniskrautöl, und massieren Sie mit der Mischung die Schläfen.
- Wenn Kinder über Kopfschmerzen klagen, sollten Sie Folgendes ausprobieren: Geben Sie 2 Tropfen Angelika- oder Basilikumöl auf ein Taschentuch, und lassen Sie das Kind das Öl inhalieren.
- Geben Sie einige Tropfen Lavendelöl in ein warmes Vollbad.

Entspannung

Vor allem beim Spannungs-, aber auch beim Cluster-Kopfschmerz stehen Entspannungstechniken bei den selber anzuwendenden sanften Heilmethoden auf Platz eins. Probieren Sie autogenes Training, Yoga oder Visualisierung aus. Damit können Sie Stress abbauen und Kopfschmerzen vorbeugen. In Kursen können Sie die entsprechenden Übungen erlernen und später dann zu Hause selber anwenden.

Homöopathie

Die Homöopathie bietet zahlreiche Mittel zur Therapie von Kopfschmerzen. Welches davon individuell für Sie geeignet ist, sollten Sie von einem Homöopathen oder naturheilkundlich orientierten Arzt abklären lassen.

Hier nur eine kleine Auswahl der möglichen Mittel:

Erschöpfungskopfschmerz: Calendula, Cantharis, Nux vomica, Silicea
Kopfschmerzen wegen Wetterumschwung: Arsenicum album, Bryonia, Calendula, Phosphorus, Phytolacca
Kopfschmerzen nach geistiger Überanstrengung: Calcium phosphoricum, Lycopodium, Natrium muriticum, Nux vomica, Phosphorus, Pulsatilla, Silicea

Phytotherapie

Kräutertee

3 TL Hopfen
3 TL Baldrian
3 TL Lavendel
3 TL Melisse

3 TL Johanniskraut
3 TL Pfefferminze (nicht während der Schwangerschaft)
1 Tasse kochendes Wasser

Zubereitung:
Vermischen Sie die Kräuter miteinander. Übergießen Sie 1 Teelöffel der Mischung mit dem kochenden Wasser, und seihen Sie den Tee nach 10 Minuten ab.

Anwendung:
Diese Mischung aus verschiedenen getrockneten Kräutern beruhigt und entkrampft. Trinken Sie den warmen Tee in kleinen Schlucken, und legen Sie sich danach für 30 Minuten in ein abgedunkeltes und ruhiges Zimmer.

Reflexzonenmassage

Der dem Spannungskopfschmerz zuzuordnende Punkt bei der Reflexzonenmassage liegt an der Basis der großen Zehe.

- Drücken Sie diesen Punkt 30 Sekunden mit dem Daumen.

Weitere sanfte Heilmethoden

Neben den folgenden Heilanwendungen sei auf den Ratgeber *Kopfschmerz und Migräne natürlich behandeln* von Ulf Böhmig verwiesen (erschienen im Seehamer Verlag), der ausführlich über dieses Thema informiert und dem Sie wertvolle Hinweise sowie hilfreiche Anwendungen entnehmen können.

Apfelessig

2 EL Apfelessig
1 EL Honig (bei Bedarf)
1 Glas Wasser

Zubereitung und Anwendung:
Wenn Sie öfter unter Kopfschmerzen leiden, sollten Sie eine Kur mit Apfelessig ausprobieren. Geben Sie den Apfelessig sowie eventuell den Honig in das Wasser, und verrühren Sie alles gut miteinander. Trinken Sie über 6 Wochen hinweg täglich 3 Gläser.

Gymnastik

Bei Spannungskopfschmerzen können Lockerungsübungen wahre Wunder bewirken.

- Senken Sie Ihr Kinn für einige Augenblicke auf die Brust. Richten Sie den Kopf dann wieder auf, und neigen Sie ihn nun sehr vorsichtig in den Nacken. Verharren Sie so kurze Zeit. Wiederholen Sie die Übung mehrere Male.

Kälte oder Wärme

Manche Kopfschmerzpatienten reagieren positiv auf Kälte oder auf Wärme. Probieren Sie aus, was von beidem Ihnen besser hilft.

- Legen Sie ein nasses kaltes Handtuch auf die Stirn oder in den Nacken, je nachdem, wo die Schmerzen sitzen. Dazu eignet sich auch sehr gut ein mit Eiswürfeln gefülltes Plastiksäckchen.
- Tränken Sie ein Handtuch in warmem Kamillentee, und legen Sie es dann auf die Stirn einschließlich der Schläfen.

Krampfadern

Als Krampfadern oder Varizen bezeichnet man erweiterte Venen, die meistens an den Beinen auftreten. Rund 70 Prozent der Bevölkerung – mehr Frauen als Männer – leiden darunter. Deutlichstes Symptom sind sichtbar erweiterte und meist schlangenförmig verlaufende Venen, die im betroffenen Bein auch zu Schmerzen führen können. Die Patienten klagen über müde, schwere und auch geschwollene Beine sowie über starke Wadenkrämpfe in der Nacht. Folgen von Krampfadern können Entzündungen der Venen, Thrombosen oder Hautverfärbungen, Geschwüre sowie schlecht verheilende Wunden sein.

Achtung!

Sollte Ihr Bein stark anschwellen, sich blau verfärben und sollten heftige Schmerzen auftreten, so müssen Sie unverzüglich einen Arzt rufen, denn eine Thrombose – ein Gefäßverschluss durch einen Blutpropfen – kann der Grund für diese Alarmzeichen sein. Hier muss man sofort handeln und behandeln!

Die Ursachen

Die Venen transportieren das Blut in Richtung Herz. Dabei müssen sie gegen die Schwerkraft ankämpfen. So genannte Venenklappen unterstützen sie dabei, indem sie verhindern, dass das Blut wieder zurückströmen kann. Diese Venenklappen können mit zunehmendem Alter „ausleiern“ und ihre Aufgabe nicht mehr ausreichend erfüllen, da sie nicht mehr richtig schließen. Das Blut strömt dann nicht mehr nur in Richtung Herz, sondern läuft teilweise wieder zurück und staut sich in den Beinen. Dasselbe beobachtet man, wenn die Venenwände geschwächt sind. Man spricht dann von einer Bindegewebsschwäche. Diese wiederum kann angeboren sein, sich aber durch Übergewicht, Schwangerschaft, stehende Tätigkeiten verstärken.

Besenreiser

Bei den so genannten Besenreisern handelt es sich um kleine, harmlose Gefäßerweiterungen in Form von Netzen, die normalerweise keine Beschwerden verursachen und deshalb nicht behandelt werden müssen. Sie sind lediglich ein ästhetisches Problem und können verödet werden.

Wie kann man vorbeugen?

Da Übergewicht die Entstehung von Krampfadern fördert, sollten Sie versuchen, überflüssige Pfunde abzubauen. Wenn Sie eine stehende Tätigkeit ausüben, beispielsweise im Verkauf, ist es wichtig, dass Sie in den Pausen einen kleinen Spaziergang machen. Spannen Sie immer wieder Ihre Beine an. Während der Schwangerschaft sollten Sie so oft wie möglich die Beine hochlegen. Achten Sie ferner darauf, dass die Bündchen von Söckchen oder Kniestrümpfen nicht einschnüren (Blutstau!)

Das können Sie tun

Auch wenn Krampfadern bei Ihnen bereits sichtbar sind und deutliche Beschwerden verursachen, gibt es dennoch viele sanfte Möglichkeiten der Behandlung, um eine Verschlimmerung der Erkrankung abzuwenden.

- Verzichten Sie auf heiße Bäder, und wenden Sie keine Wärme an.

Aromatherapie

Ebenso wie Apfelessig (siehe Seite 99) wirken auch einige ätherische Öle kühlend und zusammenziehend.

- Massieren Sie beispielsweise mit Zitronen-, Teebaum- oder Sandelholzöl vorsichtig Ihre Beine.

Homöopathie

- Wenn die Krampfadern schmerzen, die Venen verhärtet sind und auf Berührung mit Schmerzen reagieren, hilft *Hamamelis*.

Stützstrümpfe und andere Hilfen

Stützstrümpfe erleichtern die Beschwerden bei Krampfadern enorm. Heute gibt es sie in allen Modefarben, und sie haben mit den Stützstrümpfen, die wir von unseren Müttern oder Großmüttern her kennen, nichts mehr gemeinsam. Vor allem im Sommer, wenn hohe Temperaturen das Anschwellen der Beine noch fördern, oder während der Schwangerschaft sollten Sie nicht ohne Stützstrümpfe gehen.

Unbestritten sehen Sie in Schuhen mit hohen Absätzen sehr gut aus, doch wenn Sie Ihren Beinen etwas Gutes tun möchten, dann steigen Sie auf Schuhe mit flacheren Absätzen um. Und damit Sie sie gleich richtig einlaufen, verzichten Sie doch mal auf Auto oder öffentliche Verkehrsmittel, und gehen Sie zu Fuß nach Hause.

Wenn Sie viel stehen müssen, dann bewegen Sie zwischendurch Ihre Beine. Lassen Sie sie kreisen, stellen Sie sich auf die Zehenspitzen, und wippen Sie ein paar Mal auf und ab. Lagern Sie die Beine, wann immer möglich, für eine Weile hoch.

- Sind die Venen deutlich zu erkennen und die Beine abends stark geschwollen, kann *Pulsatilla* Linderung verschaffen.
- Gegen Bindegewebsschwäche sollten Sie *Calcium fluoratum* ausprobieren.

Phytotherapie

- Gele und Salben mit Rosskastanienextrakt oder Weinlaub lindern die Beschwerden, wenn die Krampfadern noch nicht so stark ausgeprägt sind.

Wasser-Therapie

- Machen Sie Wechselduschen oder -bäder der Beine.

Weitere sanfte Heilmethoden

Apfelessig

Apfelessig kühlt und wirkt zusammenziehend. Machen Sie deshalb bei schweren und geschwollenen Beinen oder Krampfadern kalte Beinwickel oder Fußbäder.

- Geben Sie für ein Fußbad pro Liter kaltem Wasser 1 Esslöffel Apfelessig hinzu. Sie werden sehen, das kühlt und entspannt.
- Für einen Beinwickel tränken Sie ein Tuch in kaltem Wasser, dem Sie pro Liter 1 Esslöffel Apfelessig zugesetzt haben.

Bewegung

Jede Sportart, bei der Ihre Beine bewegt werden, eignet sich gegen Krampfadern, also beispielsweise Schwimmen, Laufen, Tanzen, Radfahren. Dabei ist vor allem Schwimmen als Entspannungsmethode sehr zu empfehlen.

Krebserkrankungen

Typische Krebserkrankungen bei Frauen sind:

- Brustkrebs,
- Endometriumkrebs (Krebs der Gebärmutterschleimhaut),
- Gebärmutterhalskrebs,
- Eierstockkrebs.

Bei all diesen Erkrankungen gibt es gute Heilungschancen, vorausgesetzt, der Krebs wird rechtzeitig erkannt und die richtige Behandlung schnell eingeleitet. Die Krebstherapie muss ausnahmslos von einem Arzt durchgeführt werden! Mit natürlichen Heilmethoden den Krebs besiegen zu wollen ist zumindest nach den bis heute vorliegenden Forschungsergebnissen noch nicht möglich, wohl aber eine begleitende Therapie zu den ärztlichen Maßnahmen.

Früherkennung durch regelmäßige Kontrolluntersuchungen

Es muss immer wieder eindringlich darauf hingewiesen werden: Jede Frau sollte sich einmal pro Jahr gynäkologisch durchchecken lassen. Im Rahmen dieser Früherkennungsuntersuchungen wird mithilfe des so genannten Papanicolau-Abstrichs – einer Zellabstrichuntersuchung – die Gebärmutter auf etwaige Zellentartungen untersucht. Dabei werden Zellen von der Schleimhaut im Bereich des Übergangs zwischen Gebärmutterhals und Scheide entnommen und dann im Labor analysiert.

Die Früherkennungsuntersuchung für den *Eierstockkrebs* beinhaltet das Abtasten dieses Organs, wobei der Arzt Vergrößerungen des Eierstocks feststellen kann. Ertastet er dabei Geschwulste, folgt eine Ultraschalluntersuchung des Beckenbereichs. Verdichten sich danach die Hinweise auf einen bösartigen Tumor der Eierstöcke, wird eine Blutuntersuchung durchgeführt, mit der sich eine Substanz nachweisen lässt, die mit einem Eierstockkarzinom in Verbindung gebracht wird. Bei positivem Tastergebnis, positivem Ultraschallbefund und einem erhöhten Wert dieser speziellen Substanz im Blut wird der Arzt eine operative Öffnung der Bauchhöhle, eine so genannte Laparotomie, veranlassen. Nur so kann eine klare Diagnose getroffen werden.

Das *Endometriumkarzinom* ist häufig mit Blutungen verbunden. Deshalb wird der Arzt bei außergewöhnlichen Blutungen eine umfassende Untersuchung des Beckenraums vornehmen, um eventuelle andere Ursachen der Blutungen auszuschließen. Mithilfe einer Ultraschalluntersuchung, bei welcher der Schallkopf durch die Scheide in die Gebärmutter eingeführt wird, lässt sich die Dicke der Gebärmutterschleimhaut, des Endometriums, feststellen. Im Rahmen dieser Untersuchung kann der Arzt auch Zellproben entnehmen, die anschließend im Labor hinsichtlich Entartungen analysiert werden.

Das *Mammakarzinom* (Brustkrebs) wird mittlerweile schon häufig von den Betroffenen bei der Selbstuntersuchung der Brust (siehe Seite 71) entdeckt. Man spürt eine gewebliche Veränderung, die natürlich bei weitem nicht immer ein bösartiger Tumor sein muss. Als nächstes wird der Arzt eine Mammographie durchführen, also eine röntgenologische Untersuchung der Brust. Mit ihrer Hilfe können die Knoten analysiert werden, aber auch vorher noch nicht tastbare Knoten werden auf diese Weise erkannt. Endgültige Aussagen darüber, ob der Knoten gut- oder bösartig ist, liefert wiederum eine Zelluntersuchung.

Das können Sie tun

Es ist nur allzu verständlich, dass die Diagnose „Krebs" einen Betroffenen völlig aus der Bahn wirft. Sie verbreitet Angst, und Depressionen gehören bei Krebspatientinnen zum alltäglichen Bild. Dagegen können Sie mit natürlichen Mitteln besonders gut angehen, denn synthetische Medikamente belasten den angeschlagenen Organismus noch zusätzlich und können außerdem erhebliche Nebenwirkungen verursachen.

Bei allen aufkommenden Ängsten sollten Sie immer daran denken, dass die moderne Medizin die Chancen wesentlich erhöht hat, den Krebs zu besiegen. Als hilfreich haben sich auch Selbsthilfegruppen erwiesen, bei denen Betroffene über ihre Erfahrungen berichten und so neu Erkrankten Zuversicht vermitteln und Ängste reduzieren bzw. nehmen.

Akupressur

Plötzliche Angstanfälle oder Depressionen lassen sich mithilfe der Akupressur besser beherrschen.

- Massieren Sie mit dem Zeigefinger die Mitte Ihres Brustbeins.
- Pressen Sie Ihren Daumen fest gegen die Innenseite des Unterarms auf einem Punkt, der sich etwa zwei Fingerbreit unterhalb des Handgelenks befindet.
- Bei Depressionen drücken Sie Ihren Zeigefinger eine Minute lang sanft gegen die Vertiefung zwischen Nase und Oberlippe.

Aromatherapie

Ätherische Öle wie Jasmin, Patschuli, Rose, Salbei, Sternanis, Thymian, Vanille, Ysop und Zimt wirken beruhigend und angstlösend.

- Geben Sie einige Tropfen dieser Öle auf die Duftlampe.

Die folgende Mischung lindert panische Angst. Die darin enthaltenen ätherischen Öle verringern die Erregbarkeit, entspannen und lösen Ängste.

30 Tropfen Lavendel fein
7 Tropfen Manukaöl
10 Tropfen Teebaumöl

Zubereitung und Anwendung:
Füllen Sie die Öle in ein braunes Lichtschutzfläschchen, und schütteln Sie sie gut durch, geben Sie ein paar Tropfen der Mischung auf ein Taschentuch, und inhalieren Sie.

Auch gegen Depressionen, in die Sie eventuell fallen, können Sie mit ätherischen Ölen ankämpfen. Probieren Sie die folgende Mischung:

6 Tropfen Bergamotteöl
10 Tropfen Grapefruitöl
4 Tropfen Lavendelöl
4 Tropfen Zypressenöl

Zubereitung und Anwendung:
Vermischen Sie die Öle miteinander, und geben Sie die Mischung in eine Duftlampe, die Sie am besten in Ihrem Schlafzimmer aufstellen, denn Depressionen und Ängste werden nachts am stärksten empfunden.

Bach-Blüten

Angst ist eines der Haupteinsatzgebiete für Bach-Blüten. Mischungen aus den Blütenessenzen Mimulus, Larch, Rock Rose, Red Chestnut, Agrimony, Cherry Plum oder Aspen werden hier besonders empfohlen.

Bewegung

Regelmäßige körperliche Aktivität – am besten an der frischen Luft – entspannt, löst Ängste und vertreibt vor allem Depressionen.

Sie dürfen sich dabei aber nicht überfordern; die Bewegung muss Ihnen Spaß bringen und darf nicht zur Quälerei werden. Am besten eignen sich Wandern, Radfahren, Schwimmen, Gymnastik, Gartenarbeit oder Tanzen, im Winter auch Skilanglauf.

Entspannung

Versuchen Sie die aufsteigende Angst oder Depression mit Entspannungstechniken wie Yoga, autogenem Training oder Visualisierung zu unterdrücken. Finden Sie in Übungsangeboten beispielsweise der Volkshochschule oder in einer Selbsthilfegruppe heraus, welche Technik Ihnen am ehesten zusagt.

Ernährung

Bei ungefähr 30 bis 40 Prozent aller Krebserkrankungen spielt ungesunde Ernährung eine nicht unerhebliche Rolle. Zu fett, zu kalorienreich, zu süß und zu ballaststoffarm – so lassen sich die wesentlichsten Ernährungssünden zusammenfassen. Eine gesunde Ernährung soll ausgewogen und trotzdem schmackhaft sein.

Essen Sie viel rohes Gemüse, und gehen Sie dabei nach der so genannten Ampel-Regel vor: Bevorzugen Sie also rotes (z. B. Tomaten), gelbes (z. B. Paprikaschoten) und grünes Gemüse (Gurke, Zucchini etc.). Verzehren Sie diese Gemüse möglichst roh oder nur leicht gedünstet, denn auf diese Weise bleiben die wertvollen Inhaltsstoffe wie Vitamine und Antioxidantien erhalten, die das Immunsystem stärken – einer der Hauptpunkte bei einer Erfolg versprechenden Krebstherapie.

Streichen Sie fettes Fleisch sowie fette Wurst bzw. Käse von Ihrem Speiseplan, und ersetzen Sie sie durch fettarme Varianten. Essen Sie viel Seefisch. Statt Süßigkeiten sollten Sie auf Müsli und vor allem auf frisches Obst zurückgreifen. Essen Sie viel Salat. Vergessen Sie nicht Joghurt, Quark oder Kefir auf Ihrem Speiseplan, natürlich ebenfalls die fettarmen Produkte. Meiden Sie Alkohol und auch Nikotin.

Durch eine gesunde und ausgewogene Kost können Sie ferner Übergewicht abbauen, das ebenfalls ein Risikofaktor bei der Krebsentstehung ist.

Im Seehamer Verlag sind zu der Thematik folgende Ratgeber erschienen:

Angelika Wenninger: *Dem Krebs vorbeugen – gesund genießen*
Sonja Carlsson: *Kalorien- und Nährstofftabellen für die Praxis*
Sonja Carlsson: *Iss dich schlank!*

Phytotherapie

2 TL getrocknetes Johanniskraut
250 ml kochendes Wasser

Zubereitung:
Übergießen Sie das Johanniskraut mit dem kochenden Wasser, und lassen Sie den Aufguss 10 Minuten zugedeckt ziehen.

Anwendung:
Gedrückte Stimmung lässt sich mit Johanniskrauttee vertreiben. Trinken Sie ihn 2- bis 3-mal pro Tag.

Mit hochdosierten Johanniskrautpräparaten aus der Apotheke oder dem Reformhaus lassen sich leichte bis mittelschwere Depressionen erfolgreich bekämpfen. Ihre Wirksamkeit ist inzwischen von der Schulmedizin anerkannt. Ihre Effektivität entspricht der von synthetischen Antidepressiva, jedoch sind unerwünschte Begleiteffekte äußerst selten und dann nur sehr schwach ausgeprägt.

Was das Johanniskraut bei Depressionen, ist Kava-Kava bei Angst. Kava-Kava-Präparate werden aus den Wurzeln eines in Polynesien und Neuguinea beheimateten Strauchs gewonnen. Ihre angstlösende Wirkung wurde in klinischen Studien nachgewiesen und von der Schulmedizin akzeptiert.

Reflexzonenmassage

Die drei Kopf-Punkte befinden sich an der Unterseite der Großzehe, und zwar an der Basis, am äußeren Rand und an der Zehenspitze.

- Drücken Sie diese Punkte eine Minute lang.

Menstruationsbeschwerden

Siehe *Zyklusstörungen* (Seite 149), *Prämenstruelles Syndrom* (Seite 111)

Migräne

Fast jeder dritte Kopfschmerzpatient in Deutschland leidet unter Migräne. Wurde diese noch bis vor wenigen Jahren als typische Frauenkrankheit mit Hysterie und sogar mit Zickigkeit in Verbindung gebracht, so weiß man heute, dass Migräne-Patienten wirklich ein Martyrium durchlaufen. Und Migräne betrifft bei weitem nicht nur Frauen, doch diese wesentlich häufiger als Männer.

Bohrende, pulsierende, pochende und stechende Schmerzen, die extrem stark sein können, bilden das Leitsymptom der Migräne. Sie treten in der Regel anfallartig auf, sind auf den Bereich hinter der Stirn lokalisiert und können mehrere Stunden, ja sogar mehrere Tage lang anhalten. Meist gehen sie mit Übelkeit, Erbrechen und extremer Lichtempfindlichkeit einher.

Bei der Migräne unterscheidet man zwei Formen, nämlich die Migräne mit und ohne Aura. Als „Aura" bezeichnet man (zum Teil stark ausgeprägte) Sehstörungen wie verzerrtes Sehen, Flimmern vor den Augen, blinde Flecken, Doppelbilder, Sehausfälle bis hin zur vorübergehenden Erblindung eines Auges. Aura-Erscheinungen können als Vorboten einer Migräne-Attacke angesehen werden.

Bei der *Migräne ohne Aura*

- klagen die Betroffenen über pulsierende, drückende, bohrende und pochende Schmerzen,
- sind die Schmerzen mäßig bis stark ausgeprägt,
- treten die Schmerzen meist einseitig auf,
- halten die Schmerzen drei Stunden bis drei Tage an,
- können die Schmerzen von Übelkeit, Erbrechen, Durchfall sowie Geruchs- und Lärmempfindlichkeit begleitet sein.

Alle diese Symptome treten auch bei der *Migräne mit Aura* auf (10–15 Prozent der Migräne-Patienten), doch zusätzlich

- dauert die Aura zwischen fünf Minuten und einer Stunde,
- treten neurologische Ausfälle auf, beispielsweise Halbseitenlähmung, Sprach- und/oder Gefühlsstörungen sowie die bereits oben beschriebenen Sehstörungen. Diese neurologischen Ausfälle beobachtet man bei 15–30 Prozent der Migräne-Patienten mit Aura.

Neben diesen beiden wichtigsten und häufigsten Migräneformen existieren noch weitere, die neben den Grundsymptomen zusätzliche Belastungen mit sich bringen.

Bei der *Migräne mit verlängerter Aura*
- kann sich die Aura auf einen Zeitraum von bis zu sieben Tagen ausdehnen,

Der *Status migraenosus* ist gekennzeichnet durch
- ständig anhaltende Schmerzen über drei Tage,
- die Tatsache, dass der Anfall durch Medikamente nicht abgewendet werden kann.

Die *Basilaris-Migräne,* eine sehr seltene Sonderform der Migräne mit Aura,
- ist eine neurologische Störung, bei der mehrere Symptome wie Schwindel, vorübergehender Hörverlust, Gleichgewichtsstörungen, Doppelbilder, Sprachstörungen, Lähmungen, ja sogar Bewusstlosigkeit auftreten können,
- beobachtet man meist bei Kindern, Jugendlichen und jungen Erwachsenen.

Eine letzte Migräneform findet sich hauptsächlich *bei älteren Menschen.* Sie tritt mit Aura, jedoch ohne Schmerzen und sonstige andere Symptome, die oben beschrieben wurden, auf.

Die Ursachen

Hat man früher Durchblutungsstörungen als Ursachen der Migräne verantwortlich gemacht, so stehen heute Entzündungen von Blutgefäßen in der harten Hirnhaut im Vordergrund der wissenschaftlichen Diskussion. Diese Entzündungen basieren nach neuesten Erkenntnissen auf einer Störung des Gleichgewichtszustandes im Hirnstamm und gelten als die schmerzauslösende Ursache.

Man geht neuerdings davon aus, dass diese Gleichgewichtsstörungen auf einen überempfindlichen Hirnstamm zurückzuführen sind, der anscheinend bei Migräne-Patienten überproportional häufig anzutreffen ist. Sie leiden unter einer Reizverarbeitungsstörung, sind also nicht in der Lage, Reize wie Licht, Lärm, aber auch Gefühle und Gedanken richtig zu verarbeiten. Dadurch ist ihr Gehirn bereits seit der Kindheit mit Reizen überfüllt und als Folge der Reizverarbeitungsstörung natürlich überlastet. Es reagiert mit Entzündungen und in der Folge immer wieder mit einer Migräne-Attacke.

Wie kann man vorbeugen?

Neben der Möglichkeit einer medikamentösen Prophylaxe sollten Migräne-

Patienten folgende Ratschläge beherzigen:

- Finden Sie heraus, welche Reize bei Ihnen einen Migräne-Anfall auslösen. Ist es beispielsweise grelles Licht bzw. laute Musik oder sind es bestimmte tyraminhaltige Lebensmittel (siehe Seite 93) wie Rotwein, Schokolade oder Käse?
- Meiden Sie grelles Licht (im Sommer sollten Sie vor allem eine Sonnenbrille tragen) oder Lärm (auf Walkman verzichten!).
- Lassen Sie Stress, einen sehr wichtigen Reiz, nicht zu sehr an sich heran. Lernen Sie, mit ihm umzugehen, ohne unter ihm zu leiden.
- Sollten hormonelle Schwankungen, beispielsweise bei Einsetzen der Regelblutung, der Auslöser der Migräne sein, so stellen Sie sich rechtzeitig darauf ein. Machen Sie Entspannungsübungen. Planen Sie für diese Zeit keine großen und wichtigen Unternehmungen.

Das können Sie tun

Migräne, gleich welcher Form, muss vom Arzt behandelt werden, der Ihnen spezielle Migränemittel verschreiben wird. Mit den natürlichen Heilmethoden kann man aber eventuell den Medikamentenverbrauch reduzieren.

Vor allem anderen steht jedoch die Ruhe. Wenn sich ein Migräne-Anfall ankündigt, sollten Sie sich in einen ruhigen, abgedunkelten Raum zurückziehen. Legen Sie sich hin, und versuchen Sie sich zu entspannen. Verstärkt wird der Effekt von Ruhe und Dunkelheit durch einen Eisbeutel oder durch Kältekompressen, die Sie auf die Stirn legen.

Aromatherapie

Verschiedene ätherische Öle wie Fichtennadel, Kiefer, Minze, Pfefferminze, Weidenrinde können die Schmerzen nachhaltig lindern.

Massieren Sie beispielsweise mit Pfefferminzöl (jedoch nicht während der Schwangerschaft!) ganz leicht Ihre Schläfen, oder geben Sie einige Tropfen des Öls direkt auf Stirn und Schläfen.

Phytotherapie

Augentrosttee

2 TL getrocknetes Augentrostkraut
1 Tasse kochendes Wasser

Zubereitung:
Übergießen Sie das Kraut mit dem kochenden Wasser, und seihen Sie den Tee nach 10 Minuten ab.

Anwendung:
Gegen Lichtempfindlichkeit und die bei einer Aura auftretenden Sehstörungen hat sich dieser Tee bewährt. Trinken Sie davon täglich 2–3 Tassen.

Mutterkrautblätter

Überlieferungen aus der Zeit unserer Großmütter berichten von der sehr guten Wirkung des Mutterkrauts bei Migräne. Nehmen Sie 1/4 TL getrocknete Mutterkrautblätter ein, am besten über einen Zeitraum von mehreren Wochen.

Weitere sanfte Heilmethoden

Ebenfalls ein altes Hausmittel gegen Migräne-Attacken:

- Trinken Sie einen starken Kaffee, den Sie mit dem Saft einer halben Zitrone vermischt haben.

Osteoporose (Knochenschwund)

Die maximale Knochenmasse erreichen wir um das 35. Lebensjahr. Danach geht sie kontinuierlich um durchschnittlich 1 Prozent pro Jahr zurück. Ein gewisser Knochenabbau ist also beim Älterwerden völlig normal. Von einer Osteoporose spricht man dann, wenn die Knochensubstanz um deutlich mehr als 30 bis 40 Prozent vermindert ist und somit eine beträchtlich erhöhte Gefahr für Knochenbrüche besteht.

In der Bundesrepublik Deutschland gibt es ungefähr 6 Millionen Osteoporose-Patienten; das Risiko, einmal im Leben einen osteoporotischen Bruch zu erleiden, ist für Frauen doppelt so hoch wie für Männer.

In der Medizin unterscheidet man zwischen der *lokalisierten* (einige wenige Sonderformen) und der *generalisierten* Osteoporose. Bei letzterer sind sämtliche Knochen vom Knochenschwund betroffen. Sie wird wiederum unterteilt in primäre Osteoporosen, deren Ursachen unbekannt sind, und in sekundäre Osteoporosen, welche im Rahmen oder als Folge einer anderen Erkrankung entstehen.

Zu den *primären Osteoporosen,* die etwa 90 Prozent der Fälle ausmachen, gehören:

- die senile Osteoporose, die bei Menschen mit hohem Lebensalter auftritt,
- die postmenopausale Osteoporose, die Frauen nach den Wechseljahren betrifft, und
- die Osteoporose ohne bekannte Ursache bei Kindern sowie jüngeren Menschen.

Bei der *postmenopausalen Osteoporose* betrifft der Knochenschwund hauptsächlich die Wirbelköper, und zwar die der Brust- und Lendenwirbelsäule. Sie werden instabil und brechen, was oft mit starken Schmerzen verbunden ist. Die Folge sind Verkrümmung und Verkürzung der Wirbelsäule, es bildet sich der so genannte Witwenbuckel. Diese Veränderungen verursachen den typischen Dauerschmerz, der sich unter Belastung verstärkt.

Die postmenopausale Osteoporose geht fließend in die *senile* über, die erst nach dem 70. Lebensjahr auftritt. Sie betrifft doppelt so viel Frauen wie Männer. Hier sind auch die kompakten Knochen vom Abbau betroffen, beispielsweise der Oberschenkelhals, der Oberarmkopf und die Speiche. Typisch für die senile Osteoporose ist der Oberschenkelhalsbruch. Im Unterschied zur postmenopausalen Osteoporose muss dem Bruch jedoch ein Sturz vorausgehen.

Verschiedene Umstände begünstigen die Entwicklung einer Osteoporose. Dazu zählen: Östrogenmangel, kalziumarme Ernährung, Bewegungsmangel, zu schlanker Körperbau, Untergewicht, chronischer Missbrauch von Alkohol, Nikotin und Koffein, bestimmte Medikamente (hauptsächlich Kortikoide), Hormonstörungen, Stoffwechsel- und entzündliche Erkrankungen wie Diabetes mellitus oder chronische Polyarthritis.

Die Ursachen

Während unseres ganzen Lebens unterliegen die Knochen einem stetigen Wechsel zwischen Auf- und Abbau. So gibt es Zellen, so genannte Osteoblasten, die Knochenmasse aufbauen und sie nach einer Verletzung reparieren. Dazu nehmen sie Kalzium sowie andere Mineralien aus dem Blut auf und binden diese im Knochen, was ihn festigt. Eine andere Zellart, die so genannten Osteoklasten, verhindert überschießendes Knochenwachstum und baut Knochen ab. Osteoblasten und Osteoklasten werden durch Hormone von Nebenschilddrüse und Schilddrüse sowie durch das Vitamin D und andere Faktoren gesteuert. Eine entscheidende Rolle spielen in diesem Zusammenhang die Geschlechtshormone Testosteron und Östrogen. Sie regen den Knochenstoffwechsel an und unterstützen die Osteoblasten. Beim gesunden Menschen besteht zwischen Knochenaufbau- und -abbau ein Gleichgewicht. Überwiegt jedoch der Knochenabbau, hat dies einen kontinuierlichen Schwund an Knochenmasse zur Folge hat.

Wie kann man vorbeugen?

Achten Sie bereits in der Jugend auf eine gute Kalziumversorgung. Nehmen Sie viel Milchprodukte zu sich: Täglich ein Liter Milch oder 100 Gramm von den vielen Hartkäsesorten reichen bereits aus. Der Knochenstoffwechsel funktioniert am besten, wenn Kalzium und Phosphat in einem ausgewogenen Verhältnis aufgenommen werden. Dies ist bei der heutigen Ernährungsweise jedoch häufig ein Problem. Vor allem Fleisch, Schokolade und Colagetränke enthalten sehr viel Phosphat. In den meisten pflanzlichen Lebensmitteln jedoch herrscht ein recht ausgewogenes Kalzium-Phosphor-Verhältnis.

Wichtig ist auch, eventuell vorhandenes Übergewicht abzubauen. Dabei hilft reichlich Bewegung, am besten in der Sonne, die zusätzlich noch Vitamin D liefert, das für einen funktionierenden Kalziumstoffwechsel unerlässlich ist. Reichlich Bewegung im Kindes- und Jugendalter stärken von vornherein die Knochen.

Verzichten Sie auf Abführmittel: Diese entziehen Ihren Knochen zusätzlich Kalzium und können so die Entstehung einer Osteoporose fördern. Auf Ihrer „roten Liste“ sollten ebenfalls Nikotin und Alkohol stehen.

Das können Sie tun

Bewegung

Bewegen Sie sich regelmäßig (Radfahren, Schwimmen, Wandern), und machen Sie gymnastische Übungen.

Ernährung

Auch im Alter und bei bereits diagnostizierter Osteoporose können mit einer kalziumreichen Ernährung noch Erfolge erzielt werden. Deswegen auch hier wie bei der Prophylaxe: reichlich Milchprodukte zu sich nehmen, dabei aber auf ein ausgewogenes Kalzium-Phosphat-Verhältnis achten. Bei Milchunverträglichkeit kann Kalzium auch in Form von Tabletten zugeführt werden. Ansonsten gilt auch hier: nicht rauchen, auf Alkohol verzichten, Übergewicht abbauen, keine Abführmittel nehmen.

Prämenstruelles Syndrom

Viele Frauen leiden an den Tagen vor den Tagen unter Beschwerden, welche von Schmerzen im Unterleib bis zur depressiven Verstimmung reichen. Schätzungsweise ist jede dritte Frau davon betroffen. Meist beginnen die Beschwerden etwa fünf Tage vor Einsetzen der Regelblutung. Zu den Symptomen, die man unter dem Begriff „Prämenstruelles Syndrom" (PMS) zusammenfasst, gehören:

- Schmerzen im Unterleib und auch im Rücken,
- Spannungsgefühl, ein Anschwellen, Druck und Berührungsempfindlichkeit der Brust aufgrund von Wassereinlagerungen,
- insgesamt das Gefühl der „Aufgedunsenheit",
- Verdauungsbeschwerden wie Verstopfung oder Durchfall,
- Übelkeit,
- Kopfschmerzen und vor allem Migräne-Attacken,
- Ödeme in den Beinen, geschwollene Fußknöchel,
- Gewichtszunahme aufgrund gesteigerten Appetits,
- unreine Haut,
- Heißhunger auf bestimmte Nahrungsmittel (hauptsächlich süße und salzige Knabbereien),
- rapide Stimmungsschwankungen,
- Reizbarkeit,
- depressive Verstimmung,
- Schlaflosigkeit oder erhöhtes Schlafbedürfnis,
- Vergesslichkeit,
- Traurigkeit, unkontrolliertes Weinen.

Diese Beschwerden treten nicht isoliert auf, sondern meist klagen die betroffenen Frauen über mehrere Symptome gleichzeitig. Eindeutig für das PMS ist, dass es beim Eintreten der Regelblutung wieder verschwindet.

Die Ursachen

Auf welche Ursachen das Prämenstruelle Syndrom genau zurückzuführen ist, weiß man auch heute noch nicht. 1931 wurde erstmals vom PMS gesprochen. Damals galt ein hormonelles Ungleichgewicht während des monatlichen Zyklus als Auslöser. Neuere Studien haben dann gezeigt, dass das PMS nur bei Frauen im gebärfähigen Alter auftritt, jedoch während einer Schwangerschaft nicht beobachtet wird. Die Entfernung der Gebärmutter beeinflusst das PMS nicht. Im Mittelpunkt momentaner Untersuchungen stehen die beiden Geschlechtshormone Östrogen und Gestagen, die sich hinsichtlich ihrer Dominanz während des monatlichen Zyklus abwechseln. Ob die Wechselwirkungen dieser beiden Hormone mit chemischen Botenstoffen im Gehirn bei Frauen mit PMS eventuell durch äußere Faktoren gestört sind, ist zur Zeit Inhalt mehrerer Studien.

Andere Forschergruppen gehen davon aus, dass möglicherweise Schwankungen des Serotonin-Stoffwechsels im Gehirn als Auslöser für das PMS fungieren. Andere Hypothesen besagen, dass ein Endorphinmangel (Endorphin ist ebenfalls ein Botenstoff im Gehirn), Störungen des Glukose-Stoffwechsels oder auch ein Zinkdefizit für das PMS verantwortlich sind. Diskutiert wird ferner ein Mangel an essentiellen Fettsäuren oder Magnesium.

Wie kann man vorbeugen?

Vielen Beschwerden im Rahmen des PMS kann man relativ einfach vorbeugen. Hier einige Ratschläge:

- Nehmen Sie sich für die Tage vor den Tagen nichts Wichtiges vor.
- Versuchen Sie sich zu entspannen.
- Ernähren Sie sich ausgewogen, treiben Sie Sport, der Ihnen Spaß macht, bewegen Sie sich viel an der frischen Luft.
- Sorgen Sie für ausreichend Schlaf.
- Reduzieren Sie den Konsum koffeinhaltiger Lebensmittel (Schokolade) und Getränke (Kaffee, Tee, Cola). Untersuchungen haben nämlich gezeigt, dass Koffein einige Beschwerden beim PMS – so beispielsweise Schlaflosigkeit, Gereiztheit, Nervosität – fördern kann. Darüber hinaus beeinflusst Koffein den Kohlenhydratstoffwechsel, da es die Vitamin-B-Speicher im Organismus entleert. Vitamin-B-Präparate können aus diesem Grund die PMS-Beschwerden ebenfalls lindern.
- Wenn Sie während des PMS unter Ödemen leiden oder leicht zunehmen, was meist auf eine Wasseransammlung zurückzuführen ist, dann sollten Sie schon im Vorfeld auf salzhaltige Lebensmittel verzichten: Salz bindet Wasser und hält es so im Körper; Ödeme, geschwollene Fuß- und Fingergelenke sind die Folge.
- Streichen Sie Nikotin und Alkohol! Beides kann die Beschwerden verschlimmern.
- Das Öl der Nachtkerze ist eine natürliche Quelle essenzieller Fettsäuren. Außerdem enthält es Aminosäuren, Mineralien und Vitamine. Klinische Untersuchungen haben gezeigt, dass Fertigpräparate mit Nachtkerzenöl die Beschwerden im Rahmen des PMS lindern können.

- Machen Sie sich mit Entspannungsübungen vertraut. Mithilfe von Visualisierung, autogenem Training oder Yoga können Sie mit Stress besser umgehen.
- Wichtig ist, dass Sie nicht schon aus Angst vor den Beschwerden diese überhaupt erst hervorrufen. Gehen Sie die schwierige Phase locker an, und denken Sie daran, dass Sie nicht die einzige Frau sind, die allmonatlich diesen Beschwerden mehr oder weniger ausgeliefert ist. Das wird ihnen helfen!

Das können Sie tun

Die Ratschläge zur Vorbeugung gelten natürlich auch dann, wenn die Beschwerden des PMS bereits eingetreten sind. Zusätzlich können Sie noch folgende andere natürliche sowie sanfte Mittel anwenden.

Akupressur

Der entsprechende Akupunkturpunkt liegt auf der Innenseite des Unterschenkels, ungefähr vier Fingerbreit über dem Fußknöchel.

- Drücken Sie diesen Punkt erst am einen, dann am anderen Bein jeweils eine Minute lang mit dem Daumen.

Aromatherapie

Ätherische Öle wie Ylang-Ylang oder auch Neroli helfen Ihnen, sich zu entspannen und abzuschalten.

- Geben Sie einige Tropfen ätherisches Öl in das warme Badewasser. Genießen Sie das Bad ungefähr 15 Minuten lang, und gehen Sie anschließend direkt ins Bett.

Gegen die depressive Verstimmung im Rahmen des PMS sollten Sie auch Kamillenöl ausprobieren.

- In eine Duftlampe geben Sie 5 Tropfen Kamillenöl. Stellen Sie die Duftlampe in Ihr Schlafzimmer, entspannen Sie sich, schalten Sie ab, und lassen Sie das ätherische Kamillenöl auf sich wirken.

Bach-Blüten

Manche Frauen haben Probleme mit der Selbstfindung. Dieses Gefühl verstärkt sich im Rahmen des PMS noch. Hierbei und auch bei anderen PMS-Beschwerden helfen Bach-Blüten.

- Crab Apple und Larch werden bei dem Gefühl „Ich lehne mich ab“ empfohlen.
- Bei depressiver Verstimmung sollten Sie Mustard oder Wild Rose ausprobieren.

- Bei Gereiztheit stehen Holly und Impatiens im Vordergrund der Behandlung.

Homöopathie

Auch die Homöopathie hält beim Prämenstruellen Syndrom einige wirksame Mittel für Sie bereit, doch sollten Sie diese nicht wahllos einnehmen. Besprechen Sie sich vorher mit einem Homöopathen, damit er Ihren Typ feststellen kann. Er wird Ihnen dann das geeignete Mittel verschreiben. Hier zwei Beispiele:

- Stimmungsschwankungen sowie Spannungsgefühle in den Brüsten reagieren positiv auf *Sepia* C30; *Pulsatilla* C30 hilft, wenn man „nahe am Wasser gebaut" ist.

Phytotherapie

Brennnesseltee I

2 TL getrocknete Brennnesselblätter
4 TL getrockneter Ackerschachtelhalm
2 TL getrocknete Hauhechelwurzel
2 TL Sandseggewurzel
1 l kochendes Wasser

Zubereitung:
Vermischen Sie die Kräuter gut miteinander. Dann übergießen Sie 3 gehäufte Teelöffel mit dem kochenden Wasser. Seihen Sie den Tee nach 10 Minuten ab.

Anwendung:
Gegen geschwollene Gelenke hilft Brennnesseltee: Trinken Sie ihn über den Tag verteilt, bis die Schwellung zurückgegangen ist.

Brennnesseltee II

3 TL getrockneter Brennnesselsamen
3 TL getrocknetes Schafgarbenkraut
3 TL getrockneter Quendel
2 TL getrocknete Zitronenmelisse
1 Tasse kochendes Wasser

Zubereitung:
Vermischen Sie die Kräuter gut miteinander. Übergießen Sie dann 2 Teelöffel der Mischung mit dem kochenden Wasser, und seihen Sie den Tee nach 8 Minuten ab.

Anwendung:
Diese zweite Teemischung mit Brennnesselsamen wirkt gegen mehrere Beschwerden des PMS, beispielsweise gegen Schmerzen, Brustspannen oder Migräne. Trinken Sie täglich 3 Tassen.

Johanniskrauttee

Mit hochdosierten Johanniskrautpräparaten lässt sich die depressive Verstimmung im Rahmen des PMS erfolgreich bekämpfen. Da die Wirksamkeit jedoch erst nach ungefähr drei Wochen einsetzt, müssen Sie rechtzeitig mit der Therapie beginnen. Auch mit Johanniskrauttee lässt sich die depressive Verstimmung beim PMS lindern.

2 TL getrocknetes Johanniskraut
1 Tasse kochendes Wasser

Zubereitung:
Übergießen Sie das Johanniskraut mit dem kochenden Wasser, und seihen Sie den Tee nach ungefähr 3–4 Minuten ab.

Anwendung:
Trinken Sie schon einige Zeit, bevor das PMS auftreten kann, täglich 3 Tassen des Tees.

Kamillen-Auflagen

1 gehäufter EL getrocknete Kamillenblüten
200 ml kochendes Wasser
1 größeres Leintuch

Zubereitung:
Übergießen Sie die Kamillenblüten mit dem kochenden Wasser, und seihen Sie den Tee nach ungefähr 10 Minuten ab. Wichtig: Lassen Sie den Tee zugedeckt ziehen.

Anwendung:
Gegen Brustspannen sowie berührungs- und druckempfindliche Brüste helfen Kamillen-Auflagen. Legen Sie dazu das Tuch in den warmen Kamillentee, und wringen Sie es dann aus. Legen Sie es anschließend behutsam auf die Brüste. Sie werden schnell den entspannenden Effekt der Kamille wahrnehmen.

Löwenzahntee

1 Tl getrocknete Löwenzahnblätter
1 Tasse kochendes Wasser

Zubereitung:
Stellen Sie aus dem Kraut sowie dem Wasser einen Aufguss her, und gießen Sie den Tee nach 10 Minuten ab.

Anwendung:
Geschwollene Brüste und Brustspannen werden auch durch diesen Tee mit Löwenzahnblättern gelindert. Trinken Sie täglich 2 Tassen, bis die Schwellung zurückgegangen ist.

Mönchspfeffertinktur

50 g Mönchspfeffer
100 ml Alkohol

Zubereitung:
Füllen Sie das Kraut in ein Lichtschutzfläschchen, und achten Sie darauf, dass das Fläschchen nur zur Hälfte gefüllt ist. Gießen Sie es mit Alkohol auf. Stellen Sie die Tinktur 14 Tage lang an einen dunklen Ort, und schütteln Sie das Fläschchen täglich.

Anwendung:
Mönchspfeffer kann den Hormonspiegel regulieren. Beginnen Sie zwei Wochen vor Einsetzen der Regelblutung mit der morgendlichen Einnahme von 10 Tropfen der Tinktur. Sie können Mönchspfeffer-Fertigpräparate auch in der Apotheke kaufen.

Reizblase

Häufiger Harndrang und ein Druckgefühl in der Blase, obwohl sie kaum Harn enthält, charakterisieren die Reizblase. Vor allem zwischen dem 25. und 35. sowie nach dem 50. Lebensjahr sind häufiger Harndrang sowie Schmerzen und Brennen beim Wasserlassen oft anzutreffende Symptome, denen überwiegend Frauen ausgesetzt sind.

Bei der Reizblase unterscheidet man drei Grade:

Stadium 1: häufigeres Wasserlassen, jedoch wird nur eine geringe Menge Harn entleert.
Stadium 2: anhaltender Harndrang, obwohl die Blase kaum gefüllt ist.
Stadium 3: wie Stadium 2, jedoch begleitet von Blasenkrämpfen.

Die Ursachen

Als verantwortlich für den Harndrang sind zu nennen:

- eine erhöhte Empfindlichkeit und Erregbarkeit des Blasenschließmuskels, beispielsweise aufgrund einer Bindegewebsschwäche,
- Entzündungen im Bereich des Unterleibs
- psychische Ursachen,
- hormonelle Ursachen, beispielsweise ein Östrogenmangel.

Das können Sie tun

Je nach vorliegender Ursache für eine Reizblase kann man mit natürlichen und sanften Behandlungsmethoden gute Erfolge erzielen.

Aromatherapie

Teebaumöle

30 Tropfen Tea-Tree
10 Tropfen Cajeput

Zubereitung:
Mischen Sie die beiden ätherischen Öle miteinander, und füllen Sie die Mischung in ein braunes Lichtschutzfläschchen.

Anwendung:
Die Teebaumöle Tea-Tree und Cajeput helfen bei Blasenentzündung und auch bei Reizblase. Nehmen Sie am ersten Tag der Beschwerden fünfmal täglich 2 Tropfen der Mischung, beispielsweise auf einem Stück Würfelzucker oder auch mit etwas Honig, ein. Ab dem folgenden Tag genügt dann fünfmal am Tag 1 Tropfen.

Phytotherapie

Teekur

1 TL getrockneter Ackerschachtelhalm
1 TL getrocknete Bohnenschalen
1 TL getrocknete Brennnesseln
1 TL getrocknete Hauhechelwurzel
1 TL Queckenwurzel
1 l kochendes Wasser

Zubereitung:
Vermischen Sie die Kräuter gut. Übergießen Sie 3 Teelöffel der Kräutermischung mit dem kochenden Wasser, und seihen Sie den Tee nach einigen Minuten ab.

Anwendung:
Probieren Sie diese Teekur gegen Bindegewebsschwäche aus, indem Sie den Tee 10 Tage lang über den Tag verteilt trinken.

Kürbiskernöl

Kürbiskerne enthalten so genannte Phytosterine, die zur großen Gruppe der sekundären Pflanzenstoffe gehören. Kürbiskernöl wirkt beruhigend auf die Reizblase.

- Sie sollten täglich 2 Esslöffel Kürbiskernöl einnehmen.

Weitere sanfte Heilmethoden

Beckenbodengymnastik

Bei einer Bindegewebsschwäche hilft die Beckenbodengymnastik, bei der man zwischen regelmäßig zu wiederholender bewusster Anspannung und Entspannung bestimmter Beckenbodenmuskeln abwechselt.

Übung 1:
Legen Sie sich mit dem Rücken auf eine flache Matte, und stellen Sie dann beide Beine auf. Atmen Sie zuerst tief ein, dann atmen Sie langsam wieder aus und ziehen dabei alle Schließmuskeln zusammen. Versuchen Sie, das Geschlechtsteil leicht in den Bauch hineinzuziehen, wobei sich das Schambein dem Bauchnabel nähert.

Je länger Sie ausgeatmet haben, desto stärker soll die Spannung werden. Entspannen Sie sich langsam, wenn Sie wieder einatmen. Wenn Sie 2- bis 3-mal tief eingeatmet haben, beginnen Sie erneut mit der Übung .

Übung 2:
Legen Sie sich entspannt auf den Rücken. Stellen Sie die Beine auf, die Füße stehen nahe beieinander, und die Knie sind weit geöffnet. Während des Ausatmens spannen Sie Ihr Gesäß wieder stark an. Schließen Sie die Körperöffnungen unter der Spannung der sich nähernden Knie. Lösen Sie die Spannung, wenn Sie wieder einatmen. Atmen Sie 2- bis 3-mal tief ein, und beginnen Sie dann erneut mit der Übung.

Übung 3:
Setzen Sie sich leicht zusammengesunken auf einen Hocker (so genannte „Kutscherhaltung"). Der Druck muss dabei auf dem hinteren Teil des Beckenbodens liegen. Versuchen Sie, die Region des Afters und der Geschlechtsteile so kräftig wie möglich zusammenzupressen. Halten Sie die Spannung 10–15 Sekunden lang an. Beim Einatmen entspannen Sie sich.

Kegelübungen

Auch mithilfe der so genannten Kegelübungen (siehe auch Seite 67) wird die Beckenbodenmuskulatur gekräftigt und der Schließmuskel trainiert.

Konzentrieren Sie sich auf Ihre Beckenmuskeln, indem Sie die Scheidenöffnung zusammenpressen. Dies fällt leichter, wenn Sie sich dabei vorstellen, dass Sie den Harnfluss unterbrechen wollen. Halten Sie nun diese Spannung ungefähr 30 Sekunden, dann können Sie sich wieder entspannen. Wiederholen Sie diese Übung. Führen Sie das Training 5- bis 10-mal täglich durch.

Scheidenentzündung (Vaginitis, Kolpitis)

Knapp fünf Millionen Frauen erkranken in Deutschland jährlich an einer Infektion der Scheide (Vaginitis, Kolpitis), die relativ häufig immer wieder auftritt. Dabei ist die Scheidenschleimhaut gereizt. Die charakteristischen Symptome sind Jucken, Brennen beim Wasserlassen und Schmerzen.

Häufig verändert der Ausfluss Farbe, Geruch (typisch ist der fischige Geruch) und Konsistenz. Eine Scheidenentzündung kann in jedem Lebensalter auftreten, vom Mädchen bis zur alten Frau. Sie sollte immer vom Arzt abgeklärt werden, der auch die Behandlung einleiten muss.

Die Ursachen

Verantwortlich für eine Scheidenentzündung sind meist Erreger, die beispielsweise beim Geschlechtsverkehr oder durch falsche Intimhygiene (siehe Seiten 59, 61) übertragen werden. Des Weiteren gelten als Ursache einer Scheidenentzündung:

- Pilze: Hiervon sind vor allem Schwangere und Diabetikerinnen betroffen,
- Viren, beispielsweise Herpes-Viren (siehe Seite 89),
- Fremdkörper,
- Hautreizungen oder auch Allergien durch Waschlotionen etc.,
- Hormonmangel,
- Trichomonaden,
- synthetische oder zu enge Unterwäsche.

Trichomonaden – was sind das?

Trichomonaden sind überaus kleine einzellige Lebewesen. Eine Infektion mit diesen Tierchen verläuft häufig völlig symptomlos, doch kann es auch zu einer Scheideninfektion kommen. Charakteristisch für eine solche Infektion mit Trichomonaden ist dünnflüssiger, übelriechender, grünlich oder weißlich gelb gefärbter Ausfluss.

Trichomonaden werden in der Regel beim Geschlechtsverkehr übertragen. Möglich ist aber auch eine Infektion über gemeinsam benutzte Waschlappen oder Handtücher etc.

Wie kann man vorbeugen?

- Verwenden Sie keine aggressiven Reinigungsmittel für die Intimregion, welche die gesunde Scheidenflora zerstören. Am besten eignet sich dafür immer noch klares Wasser.
- Tragen Sie Wäsche aus Naturfasern oder Baumwolle.
- Verwenden Sie Kondome.

Das können Sie tun

Eine Selbstbehandlung ist nicht möglich, doch können Sie Ihr Abwehrsystem stärken, um so Krankheitserregern besser Paroli bieten zu können.

Impfen gegen Scheideninfektion?

Die Behandlung einer Scheideninfektion kann leider keine erneute Infektion verhindern, doch gibt es einen Impfstoff, mit dem sich dem Wiederauftreten der Infektion vorbeugen lässt. Der Impfstoff regt die Bildung von Antikörpern gegen die für eine Infektion verantwortlichen Erreger an und fördert so die Regeneration der aus dem Gleichgewicht geratenen Scheidenflora. Die Verträglichkeit des Impfstoffs wurden in klinischen Studien bestätigt.

Aromatherapie

Mit ätherischen Ölen kann das Immunsystem über das zentrale Nervensystem gestärkt werden. Verwenden Sie die ätherischen Öle von Angelika, Bergamotte, Cajeput, Eukalyptus, Teebaum und/oder Thymian, zum Beispiel:

3 Tropfen Angelika
3 Tropfen Eukalyptus
2 Tropfen Teebaum

Zubereitung und Anwendung:
Vermischen Sie die Öle, und geben Sie einige Tropfen der Ölmischung in eine Duftlampe. Stellen Sie diese in jenem Zimmer auf, in dem Sie sich die meiste Zeit aufhalten.

Die weiblichen Eingeborenen Australiens verwenden Teebaumöl für die Intimhygiene:

- Geben Sie 4 Tropfen Teebaumöl in etwas warmes Wasser. Waschen Sie mit dieser Lösung den Intimbereich.

Wassertherapie

Härten Sie Ihr Immunsystem ab, beispielsweise durch einen kalten Guss.

- Duschen Sie nach dem Aufstehen ungefähr 5 Minuten lang mit warmem Wasser. Danach wechseln Sie für

10 Sekunden zu kaltem Wasser. Lassen Sie mit der Handbrause den Kaltwasserstrahl stets von außen nach innen wandern. Gehen Sie mit der Brause immer zum Herzen hin und nicht vom Herzen weg.

Weitere sanfte Heilmethoden

Milchsäurebakterien

Viele Frauen haben bei einer gestörten Vaginalflora gute Erfahrungen mit verflüssigtem Bio-Joghurt gemacht, der mittels einer Spritze in die Scheide eingeführt wird.

Joghurt enthält ebenso wie die natürliche Scheidenflora Milchsäurebakterien. Diese unterstützen die Wiederherstellung der natürlichen Scheidenflora und können so den Ausfluss lindern. In der Apotheke gibt es rezeptfreie Zäpfchen mit Milchsäurebakterien oder spezielle Scheidenspülungen.

Sie sollten sich jedoch vor jeglicher Anwendung unbedingt mit Ihrem Gynäkologen beraten.

Schilddrüsenerkrankungen

Die Schilddrüse liegt unterhalb des Kehlkopfs. Sie produziert das Hormon Thyroxin, das den Stoffwechsel im Körper anregt. Dazu benötigt die Schilddrüse Jod.

Die Funktion der Schilddrüse kann auf zweierlei Weise gestört sein:

- sie kann zu viel arbeiten (Überfunktion),
- sie kann zu wenig arbeiten (Unterfunktion).

Bei beiden Funktionsstörungen kann sich ein Kropf entwickeln. Dieser bildet sich jedoch auch, wenn sich die Schilddrüse aufgrund von Jodmangel vergrößert. Er kann operativ entfernt oder medikamentös behandelt werden.

Funktionsstörungen der Schilddrüse treten bei Frauen deutlich häufiger auf als bei Männern (die Überfunktion fünfmal so oft). Bei schwangeren Frauen kann eine Unter- oder Überfunktion die

Entwicklung des ungeborenen Babys beeinträchtigen.

Bei einer *Schilddrüsenunterfunktion* sind Mattigkeit, Müdigkeit, Antriebslosigkeit sowie Leistungs- und Konzentrationsschwäche die charakteristischen Symptome. Die Betroffenen nehmen zu, frieren leicht und leiden unter Verstopfung; Pulsschlag und Blutdruck sind niedrig.

Genau das Gegenteil beobachtet man bei einer *Schilddrüsenüberfunktion.* Hier nehmen die Patienten ab, obwohl sie ausreichend essen. Sie schwitzen stark und leiden unter Durchfall, ihre Hände zittern. Dies und andauernde innere Unruhe deuten auf eine zu starke Aktivität der Schilddrüse hin. Der Blutdruck steigt, der Puls geht schnell, die Augen glänzen und können bei einer schweren Verlaufsform hervortreten.

Die Ursachen

Die Ursachen für die Schilddrüsenüberfunktion sind auch heute noch nicht genau bekannt. Wissenschaftlich diskutiert werden erbliche Veranlagungen, aber auch schädliche Umweltfaktoren.

Bei der Unterfunktion ist die wichtigste Ursache ein ausgeprägter und anhaltender Jodmangel. Auch angeborene Jodverwertungsstörungen, eine gestörte Schilddrüsenhormonregulation oder eine nicht vollständige Entwicklung der Schilddrüse können zu einer Unterfunktion führen.

Das können Sie tun

Sowohl eine Über- als auch eine Unterfunktion der Schilddrüse gehören unbedingt in ärztliche Behandlung. Unterbleibt diese, können schwerwiegende gesundheitliche Probleme auftreten. Eine wirksame Prophylaxe ist bisher nicht bekannt.

Mit einigen Maßnahmen können Sie jedoch die medikamentöse Therapie unterstützen:

- Verwenden Sie jodiertes Speisesalz, denn ganz Deutschland ist ein Jodmangelgebiet (Unterfunktion). Dies gilt vor allem für Schwangere und Kinder.
- Vermeiden Sie jodhaltige Lebensmittel (Überfunktion).
- Achten Sie auf eine vitaminreiche Ernährung (Unter- und Überfunktion).
- Trinken Sie viel, am besten Früchtetees und Mineralwasser (Überfunktion).
- Verzichten Sie auf Alkohol und Nikotin (Unter- und Überfunktion).
- Nehmen Sie keine ausgedehnten Sonnenbäder (Überfunktion).
- Verzichten Sie auf den Besuch der Sauna (Überfunktion).

Schlafstörungen

Bis vor kurzem wurden Schlafprobleme, die vorwiegend Frauen betreffen, von der Forschung ignoriert, und das, obwohl doppelt so viel Frauen wie Männer unter Ein- und Durchschlafstörungen leiden. Gesunder Schlaf ist für die Regeneration von Körper und Geist jedoch wichtig: Ohne ihn können wir uns am Tag nicht richtig konzentrieren, und unsere Leistungsfähigkeit sinkt dramatisch ab.

Aufgrund der für viele Frauen aufreibenden Doppelbelastung von Beruf und Familie können sie abends nicht einschlafen, wachen nachts öfter auf und können dann nicht sofort wieder einschlafen. Auch werden sie morgens häufig zu früh munter, die Nacht ist dann für sie „gelaufen".

Hormonelle Einflüsse verändern ebenfalls die Schlafintensität. So wirken sich die verschiedenen Zyklusphasen auf das Schlafmuster aus. An den Tagen vor dem Monatszyklus schlafen viele Frauen unruhiger, sie träumen in diesem Zeitraum mehr und heftiger. Andere wiederum sind in dieser Zeit am Tag extrem müde und erschöpft. Gleichzeitig treten zusätzlich die ab Seite 111 beschriebenen Beschwerden des Prämenstruellen Syndroms auf, also Gereiztheit, Kopfschmerzen, Gefühlsschwankungen etc.

Auch eine Schwangerschaft beeinflusst das Schlafverhalten. Das Schlafbedürfnis der Frauen erhöht sich in dieser Zeit. Vor allem in den letzten Monaten klagen die werdenden Mütter zunehmend über Schlafstörungen: Die Tiefschlafphasen verringern sich, und die Schwangeren wachen nachts häufig auf. Einige Frauen haben überdies Probleme, in bestimmten Positionen zu schlafen. Schließlich können Rückenschmerzen, Wadenkrämpfe oder Sodbrennen (siehe Seite 134) den Schlaf deutlich beeinträchtigen.

Nicht nur in der Schwangerschaft, sondern auch in den Wechseljahren treten vermehrt Schlafstörungen auf. Hormonumstellungen dürften hauptsächlich dafür verantwortlich sein. Die Frauen klagen über nächtliches Schwitzen und Hitzewallungen (siehe auch Seite 143), über rasenden Herzschlag und quälende Angst.

All diese Beschwerden beeinträchtigen die Schlafqualität natürlich enorm. Die Betroffenen wachen nachts immer wieder auf und können nicht mehr einschlafen. Die Folgen sind Tagesmüdigkeit, Konzentrations- und Leistungsschwäche, Reizbarkeit und häufig auch Depressionen.

Nach der Menopause ähneln sich die Schlafmuster der älteren Frau und des älteren Mannes. Für beide gilt, dass sie nicht mehr so häufig und intensiv Schlaf benötigen.

Die häufigsten Ursachen für Schlafstörungen bei Frauen:

- hormonelle Schwankungen,
- normale altersbedingte Faktoren,
- Prämenstruelles Syndrom,
- Wechseljahresbeschwerden,
- Schwangerschaft – vor allem das letzte Vierteljahr

Rheumatische Erkrankungen können nun das lange Liegen erschweren, sodass man nachts öfter aufsteht.

Seelische Probleme beeinflussen die Schlafqualität jetzt besonders. Am Tag fühlt man sich müde und erschöpft; die körperliche und geistige Leistungsfähigkeit ist dadurch zum Teil deutlich reduziert.

Wie kann man vorbeugen?

- Halten Sie einen regelmäßigen Schlaf-/Wachrhythmus ein, auch am Wochenende. Dies gilt vor allem für ältere Menschen.
- Bleiben Sie morgens nicht im Bett liegen, weil „man ja sowieso nichts zu erledigen hat". Auch im Alter sollte man zur gewohnten Zeit aufstehen und sich an einen strukturierten Tagesablauf halten.
- Wenn Sie nach dem Mittagessen müde sind, dann legen Sie ein kurzes Nickerchen ein. Dehnen Sie den Nachmittagsschlaf jedoch nicht zu lange aus, denn sonst können Sie abends nicht einschlafen.
- Schalten Sie abends ab, und entspannen Sie sich.
- Sorgen Sie besonders während der Schwangerschaft für ausreichend Schlaf.
- Ernähren Sie sich ausgewogen.
- Essen Sie in den letzten drei Stunden, bevor Sie zu Bett gehen, nichts mehr.
- Wenn Sie nachts schwitzen, regulieren Sie die Temperatur im Schlafzimmer. 18 °C genügen!
- Verwenden Sie atmungsaktive Bett- und Nachtwäsche.
- Vor allem in den Wechseljahren sollte man auf koffeinhaltige Getränke, Zucker und Alkohol verzichten, die den Stoffwechsel anregen, sodass man noch mehr schwitzt.
- Achten Sie in den Wechseljahren darauf, dass Ihre Nahrung viel Vitamin E enthält.
- Achten Sie darauf, dass Ihr Schlafzimmer lärmfrei ist.

Das können Sie tun

Aromatherapie

Lavendel beruhigt und kann auf diese Weise Einschlafstörungen entgegenwirken. Schnell werden Sie bemerken, wie Sie dank Lavendel angenehm schlafen und morgens ausgeruht aufwachen.

- Geben Sie vor dem Zubettgehen ein paar Tropfen Lavendelöl auf das Kopfkissen.
- Setzen Sie dem abendlichen Bad einige Tropfen Lavendelöl zu, und gehen Sie nach dem Bad gleich ins Bett.

Auch die folgende Mischung ätherischer Öle entspannt und fördert den gesunden Schlaf.

2 Tropfen Römische Kamille
3 Tropfen Ylang-Ylang
3 Tropfen Lavendel

Zubereitung und Anwendung:
Vermischen Sie die Öle miteinander, und geben Sie die Mischung in das warme Badewasser. Gehen Sie nach dem Bad direkt ins Bett.

Achtung!

Halten Schlafstörungen länger als drei Wochen an, sollten Sie möglichst schnell einen Arzt aufsuchen, der über die weitere Vorgehensweise entscheiden wird.

Entspannung

Um gut schlafen zu können, müssen Sie abends abschalten. Gelingt Ihnen das nicht, sollten Sie sich mit Entspannungstechniken wie Yoga, autogenem Training, Tai Chi oder Ähnlichem vertraut machen.

In vielen Volkshochschulen werden dazu spezielle Kurse beispielsweise für schwangere oder auch für ältere Frauen angeboten. Schnuppern Sie einmal rein: Schnell werden Sie herausfinden, welche Entspannungsmethode die für Sie richtige und geeignete ist.

Phytotherapie

Baldrian ist ein seit vielen Jahrhunderten gegen Schlafstörungen verwendetes und bewährtes Heilmittel, das beruhigend und entspannend wirkt. Wie bei allen pflanzlichen Heilmitteln, so setzt auch beim Baldrian die Wirkung erst nach einiger Zeit ein. Erwarten Sie also keine Akuthilfe, sondern nehmen Sie Baldrian über einen mehrwöchigen Zeitraum ein.

Baldriantee I

2 TL getrocknete Baldrianwurzel
1 Tasse kochendes Wasser

Zubereitung:
Übergießen Sie die fein gehackte Baldrianwurzel mit dem kochenden Wasser, und seihen Sie den Tee nach 8 Minuten ab.

Anwendung:
Diesen entspannenden Tee sollten Sie sich unmittelbar vor dem Zubettgehen gönnen.

Baldriantee II

12 g getrocknete Baldrianwurzel
3 g getrockneter Fenchel
3 g Kümmel
12 g getrocknete Pfefferminzblätter
1 Tasse kochendes Wasser

Zubereitung:
Die Kräuter miteinander vermischen und 1 Teelöffel der Kräutermischung mit dem kochendem Wasser aufgießen. Etwa 5–10 Minuten ziehen lassen, anschließend abseihen.

Anwendung:
Trinken Sie den Tee, unmittelbar bevor Sie zu Bett gehen.

Baldrianbad

100 g getrocknete Baldrianwurzel
2 l heißes Wasser

Zubereitung und Anwendung:
Die zerkleinerte Wurzel mit dem heißen Wasser aufgießen, 10 Minuten ziehen lassen, dann abseihen und den Aufguss in das Badewasser geben.

Genießen Sie dieses Baldrianbad, bevor Sie sich unmittelbar danach zum Schlafen ins Bett legen.

„Gute-Nacht-Tee“ mit Hopfen

10 g getrocknete Hopfenzapfen
20 g getrocknete Baldrianwurzel
5 g Pomeranzenschale
8 g getrocknete Melissenblätter
8 g getrocknete Pfefferminzblätter
1/8 Liter kochendes Wasser

Zubereitung:
Die Kräuter miteinander vermischen, 1 gehäuften Teelöffel der Kräutermischung mit dem kochenden Wasser aufgießen, 5–10 Minuten ziehen lassen und dann abseihen.

Anwendung:
Gönnen Sie sich 1 Tasse dieses entspannenden und beruhigenden Tees, bevor Sie ins Bett gehen.

Hopfenkissen

100 g getrocknete Hopfenzapfen
1 kleines Leinensäckchen

Anwendung:
Die Hopfenblüten in das Säckchen geben, dieses fest zuschnüren und neben das Kopfkissen legen.

Kamillentee

1 TL getrocknete Kamillenblüten
1 Tasse kochendes Wasser

Zubereitung und Anwendung:
Bereiten Sie aus den Kamillenblüten und dem Wasser einen Aufguss. Seihen Sie den Tee nach 10 Minuten ab, und trinken Sie ihn möglichst unmittelbar vor dem Zubettgehen.

Kamille-Melissen-Tee

1 EL getrocknete Kamillenblüten
1 EL getrocknete Melisse
1 Tasse kochendes Wasser

Zubreitung und Anwendung:
Vermischen Sie die Kräuter gut, und übergießen Sie sie mit kochend heißem Wasser. Lassen Sie den Tee 8–10 Minuten zugedeckt ziehen, seihen Sie ihn dann ab, und trinken Sie 1 Tasse (nicht mehr!), bevor Sie zu Bett gehen.

Vollbad mit Kamillenblüten

100 g getrocknete Kamillenblüten
1 l kochendes Wasser

Zubereitung:
Übergießen Sie die Kamillenblüten mit dem kochenden Wasser, lassen Sie den Aufguss 10 Minuten zugedeckt ziehen, und seihen Sie ihn anschließend durch ein Sieb ab.

Anwendung:
Geben Sie den Aufguss in das nicht über 35 °C warme Badewasser. Bleiben Sie etwa 10–20 Minuten in der Badewanne, und gehen Sie unmittelbar danach ins Bett.

Lavendeltee

2 gehäufte TL getrocknete Lavendelblüten
1 Tasse kochendes Wasser

Zubereitung und Anwendung:
Gießen Sie die Lavendelblüten mit dem kochenden Wasser auf, lassen Sie den Tee ungefähr 10 Minuten zugedeckt ziehen, und seihen Sie ihn anschließend ab. Trin-

ken Sie den Tee kurz vor dem Schlafengehen.

Lavendelbad

50–60 g getrocknete Lavendelblüten
1 l Wasser

Zubereitung und Anwendung:
Bringen Sie die Lavendelblüten mit dem Wasser zum Sieden, und lassen Sie den Sud 10 Minuten ziehen. Dann seihen Sie ihn ab und geben ihn in das warme Badewasser. Gönnen Sie sich dieses Lavendelbad direkt vor dem Zubettgehen.

Melissentee

3 TL getrocknete Melissenblätter
1 Tasse kochendes Wasser

Zubereitung und Anwendung:
Bereiten Sie aus den schlafferdernden Melissenblättern und dem kochenden Wasser einen Aufguss. Lassen Sie den Tee mindestens 10 Minuten ziehen – je länger, desto besser –, und seihen Sie ihn dann ab. Trinken Sie den Tee vor dem Einschlafen.

Melissenbad

50–100 g Melissenblätter (möglichst frische)
1 l Wasser

Zubereitung und Anwendung:
Die Melissenblätter mit dem Wasser zum Sieden bringen, nach 10 Minuten abseihen, und den Sud in das Badewasser geben. Genießen Sie dieses entspannende Vollbad abends vor dem Schlafengehen.

Schwangerschafts-beschwerden

Während einer Schwangerschaft können die verschiedenartigsten Beschwerden auftreten, die sich mit natürlichen sanften Methoden behandeln lassen. Auf diese Weise tun Sie nicht nur sich, sondern auch Ihrem Kind etwas Gutes, denn Medikamente sollten Sie während der Schwangerschaft nur möglichst wenig einnehmen. Während in den ersten drei Monaten hauptsächlich solche Probleme auftauchen, die auf der hormonellen Umstellung in dieser Zeit beruhen, so stehen im letzten Drittel Beschwerden im Vordergrund, die in erster Linie auf das Wachstum des ungeborenen Kindes zurückzuführen sind.

Schwangerschaftsübelkeit und -erbrechen

Etwa die Hälfte aller schwangeren Frauen leidet in den ersten drei Monaten an einer mehr oder minder stark ausgeprägten Übelkeit, die manchmal auch von Erbrechen begleitet ist. Bei vielen Frauen treten diese Beschwerden hauptsächlich morgens vor dem Aufstehen auf. In der Regel verschwindet diese lästige Übelkeit im Laufe des vierten Schwangerschaftsmonats. Verursacht werden Übelkeit und Erbrechen durch eine Reizung des Brechzentrums im Gehirn aufgrund der veränderten Hormonlage.

Wie kann man vorbeugen?

- Essen Sie bereits morgens im Bett ein Stück Brot, einen Zwieback oder einen Vollkornkeks.
- Stehen Sie langsam auf. Sorgen Sie dafür, dass morgens keine Hektik aufkommt.
- Nehmen Sie während des Tages statt der Hauptmahlzeiten mehrere kleinere Mahlzeiten zu sich.
- Meiden Sie fettreiche und stark gewürzte Lebensmittel.

- Trinken Sie weder Alkohol noch Kaffee oder schwarzen Tee. Auch Cola-Getränke sollten tabu sein.
- Trinken Sie über den Tag verteilt kleinere Mengen Saft, Mineralwasser oder Kräutertee.
- Bewegen Sie sich viel an der frischen Luft.
- Nikotin ist absolut verboten!
- Essen Sie viel Vitamin-C-haltige Früchte.

Achtung!

Bei sehr starkem Erbrechen und damit verbundener drastischer Gewichtsabnahme müssen Sie einen Arzt aufsuchen.

Das können Sie tun

Akupressur

Der Akupressurpunkt für Übelkeit liegt auf der Innenseite des Arms ungefähr 2 cm unterhalb des Handgelenks.

- Massieren Sie diesen Punkt ungefähr 1 Minute lang mit Ihrem Daumen.

Aromatherapie

Mit den ätherischen Ölen von Neroli, Pampelmuse oder Bergamotte können Sie aufsteigende Übelkeit schnell und effektiv vertreiben.

- Geben Sie ein paar Tropfen eines der Öle auf ein Taschentuch, und atmen Sie tief ein.

Homöopathie

Bei morgendlicher Übelkeit hat sich die Einnahme von *Pulsatilla* C6 oder *Nux vomica* C6 bewährt.

- Nehmen Sie eines der beiden homöopathischen Mittel alle 2 Stunden über einen Zeitraum bis zu 3 Tagen.

Phytotherapie

Ingwertee

1 TL frisch geriebener Ingwer
1 Tasse kochendes Wasser

Zubereitung und Anwendung: Übergießen Sie den Ingwer mit dem kochenden Wasser. Lassen Sie den Tee einige Minuten ziehen, dann seihen Sie ihn ab. Trinken Sie 1 Tasse bei aufkommender Übelkeit.

Sie können auch ein Stück Ingwer kauen. Die gleiche Wirkung erzielen Sie ferner mit einem Tee aus getrockneten Pfefferminz-, Melissen- oder Himbeerblättern.

Sodbrennen in der Schwangerschaft

Aufgrund des Gewichts des Kindes, das in der Gebärmutter auf den Magen drückt, kann Mageninhalt zurück in die Speiseröhre gelangen, was das unangenehme Sodbrennen (siehe Seite 134) verursacht. Auch dieser Schwangerschaftsbeschwerde können Sie vorbeugen und mit sanften Maßnahmen entgegenwirken.

Wie kann man vorbeugen?

- Essen Sie statt der Hauptmahlzeiten mehrere kleine Mahlzeiten über den Tag verteilt.
- Meiden Sie zusätzliche Reizstoffe wie Kaffee, Süßigkeiten, schwarzen Tee und scharfe Gewürze.
- Trinken Sie sofort nach dem Essen einen Fencheltee (siehe Seite 136).

Das können Sie tun

Homöopathie

Arsenicum album C6 lindert meist die Symptome bei Sodbrennen. Informieren Sie sich bei einem Homöopathen!

- Nehmen Sie es alle 15 Minuten, sobald die Beschwerden auftreten.

Phytotherapie

siehe Seite 136 f.

Weitere sanfte Heilmethoden

Sollten Sie nach dem Erwachen unter Sodbrennen leiden, trinken Sie ein Glas Milch und essen Sie dazu ein Stück trockenes Brot.

Verstopfung und Hämorrhoiden

In späteren Verlauf der Schwangerschaft erschlafft die Darmmuskulatur, wodurch die im Magen nicht verwertete Nahrung länger im Darm bleibt. Die lange Verweildauer kann bis zur Verstopfung (medizinisch Obstipation genannt) führen. Diese wiederum veranlasst viele Frauen, beim Stuhlgang heftig zu pressen. Zusammen mit der hormonell bedingten Bindegewebsschwäche während der Schwangerschaft kann das Pressen die Bildung von Hämorrhoiden fördern. Dabei handelt es sich um Erweiterungen der Venen in der After- und Enddarmschleimhaut. Abhängig vom Ort ihres Auftretens (After: außen, Enddarm: innen) sind sie mit zum Teil heftigen Schmerzen verbunden.

Wie kann man vorbeugen?

- Trinken Sie viel, am besten Früchtetee und Mineralwasser.
- Stellen Sie Ihre Ernährung auf viel Gemüse und ballaststoffreiche Nahrungsmittel um.

Das können Sie tun

Aromatherapie

3 Tropfen Rosmarinöl
3 Tropfen Majoranöl
2 Tropfen Kamillenöl
6 TL Mandelöl

Zubereitung und Anwendung:
Vermischen Sie die ätherischen Öle, die auf sanfte Art den Darm mobilisieren, miteinander, und geben Sie die Mischung in das Mandelöl. Massieren Sie das Öl vorsichtig in die Haut um den Nabel.

Wenn die Hämorrhoiden jucken oder schmerzen, helfen Zypressen-, Wacholder-, Pfefferminz- und Kamillenöl.

- Vermischen Sie die Öle zusammen mit Mandelöl, und tupfen Sie die Mischung direkt auf die juckenden Hämorrhoiden.
- Machen Sie ein Sitzbad, dem Sie ein paar Tropfen der ätherischen Öle zugesetzt haben.

Phytotherapie

Hamamelis-Sitzbad

10 g getrocknete Hamamelisblätter
250 ml kaltes Wasser

Zubereitung und Anwendung:
Kochen Sie die Hamamelisblätter mit dem Wasser auf. Dann seihen Sie den Sud nach 15 Minuten ab und geben ihn in das Badewasser. Nehmen Sie darin ein Sitzbad, denn Hamamelis, die Zaubernuss aus Nordamerika, lindert die Beschwerden bei Hämorrhoiden.

Andere sanfte Maßnahmen

- Essen Sie bei Verstopfung morgens vor dem Frühstück einige Backpflaumen, die Sie am Abend davor in Wasser eingeweicht haben. Der Erfolg lässt nicht lange auf sich warten.

- Wenn die Hämorrhoiden jucken oder schmerzen, legen Sie einen mit Pflanzenöl getränkten Wattebausch zwischen die Gesäßhälften. Er verhindert das Aneinanderreiben der Knoten.
- Täglich 250 g frisches rohes Sauerkraut oder ein Glas Sauerkrautsaft regen die Verdauung an.

Schwangerschaftsstreifen

Vor allem im vierten und fünften Schwangerschaftsmonat treten bei jeder zweiten Frau am Bauch, an den Hüften, den Brüsten und am Gesäß die so genannten Schwangerschaftsstreifen auf. Verursacht werden diese Risse im Bindegewebe durch schwangerschaftsbedingte Hormon- und Gewebeveränderungen. Sie bilden sich nach der Schwangerschaft meist zurück, jedoch in der Regel nicht vollständig.

Wie kann man vorbeugen?

- Massieren Sie mehrmals täglich behutsam Bauch, Hüften und Po mit Massageöl.
- Achten Sie auf Ihr Gewicht.
- Machen Sie Gymnastik.
- Ein Erschlaffen der Haut verhindern Sonnenbäder, welche die Zellen im Gewebe aktivieren.
- Kalte Duschen beleben die Haut.

EPH-Gestose

Die EPH-Gestose wurde früher auch als Prä-Eklampsie oder Schwangerschaftstoxikose bezeichnet. EPH steht für Edema (= Ödeme), Proteinurie (= hohe Eiweißkonzentration im Urin) und Hypertension (=Bluthochdruck). Rund 5 bis 10 Prozent der schwangeren Frauen sind von dieser Erkrankung betroffen. Als Ursache wird ein akuter Nährstoffmangel diskutiert. Erkrankungen der Mutter wie Diabetes, Bluthochdruck oder starkes Übergewicht scheinen die Entwicklung einer EPH-Gestose zu fördern.

Typisch für die EPH-Gestose sind vor allem die Ödeme, die auch der Schwangeren als erstes auffallen. Fußknöchel und Finger schwellen an, wobei sich der Zustand selbst im Liegen nicht verbessert. Manchmal ist auch das Gesicht von einer Schwellung betroffen. Die Betroffene nimmt schnell zu und leidet unter zum Teil starken Kopfschmerzen, die meist auf den erhöhten Blutdruck zurückzuführen sind.

Dieser ist es auch, der das Kind gefährden kann. Liegen die Werte sehr hoch, so ist die Funktion der Plazenta beeinträchtigt, und das Kind wird nicht mehr ausreichend mit Sauerstoff sowie Nährstoffen versorgt.

Bei einer EPH-Gestose muss die Schwangere nahezu immer im Krankenhaus ärztlich versorgt werden. Eventuell muss sogar eine Frühgeburt eingeleitet werden.

Wie kann man vorbeugen?

- Ernähren Sie sich ausgewogen

Sodbrennen

Sodbrennen, medizinisch als Refluxösophagitis bezeichnet, ist weit verbreitet. Man verspürt dabei einen brennenden Schmerz hinter dem Brustbein, der stundenlang anhalten kann. Verursacht werden Brennen, Kratzen und Schmerzen durch Magensäure, die aus dem Magen in die Speiseröhre bis hin zum Schlund und Mund aufsteigt. Kommt dies nur ab und zu vor, beispielsweise nach einem fettreichen opulenten Essen, beim Bücken oder im Liegen, ist das völlig normal. Passiert es jedoch öfter, können sich durch die wiederholte Reizung der Speiseröhre ernsthafte Erkrankungen entwickeln. Ein Arzt muss konsultiert werden!

Die Ursachen

Wie bereits oben erwähnt, kann eine fettreiche oder auch eine zu süße Mahlzeit zu Sodbrennen führen. Schuld daran ist die nach einem solchen Essen gesteigerte Magensäureproduktion. Auch Alkohol, Nikotin und Kaffee regen diese an und können in der Folge zu Sodbrennen führen.

Eine weitere Ursache für Sodbrennen kann ein geschwächter spezieller Schließmuskel sein. Dieser liegt zwischen Magen sowie Speiseröhre und funktioniert ähnlich wie ein Ventil: Er lässt zwar den Speisebrei in den Magen, der umgekehrte Weg ist aber unter normalen Bedingungen nicht möglich. Doch kann es hin und wieder passieren, dass saurer Magenbrei wieder zurück in die Speiseröhre gedrückt wird, eben wenn der Schließmuskel nicht mehr richtig funktioniert. Dann kann es vor allem nachts im Liegen zum schmerzhaften Rückfluss von Mageninhalt in die Speiseröhre kommen.

Während der Schwangerschaft klagen viele Frauen über Sodbrennen. Die sich ausdehnende Gebärmutter drückt immer stärker auf den Magen, wodurch der Mageninhalt in die Speiseröhre zurückgedrängt wird. Zusätzlich führen während der Schwangerschaft hormonelle Veränderungen zu einer Ruhigstellung von Muskeln und Gefäßen. Auf diese Weise erschlafft der Schließmuskel des Magens, und Mageninhalt kann in die Speiseröhre zurückfließen (siehe auch „Sodbrennen in der Schwangerschaft“, Seite 131).

Starkes Übergewicht kann ebenfalls zu Sodbrennen führen. Die zusätzlichen Pfunde erhöhen den Druck auf den Magen – ähnlich wie die Gebärmutter während der Schwangerschaft.

Anzeichen für andere Erkrankungen

Sodbrennen kann auch auf andere bestehende Krankheiten hindeuten, beispielsweise auf das so genannte Barret-Syndrom, bei dem sich die Schleimhautzellen in der unteren Speiseröhre verändert haben. Eine Schwäche des Magenschließmuskels kann auf einem Zwerchfellbruch basieren, meistens auf einem Bruch des Hiatus, also jenes Schlitzes, bei dem die Speiseröhre durch das Zwerchfell tritt. Vor allem ältere Menschen, und hier hauptsächlich Frauen, sind von solchen Hiatus-Hernien betroffen.

Wie kann man vorbeugen?

Folgende Ratschläge und Tipps sollten Sie beherzigen, wenn Sie zu Sodbrennen neigen:

- Nehmen Sie statt drei großen lieber fünf kleine Mahlzeiten zu sich.
- Meiden Sie fette, süße oder stark gewürzte Speisen.
- Essen Sie nichts mehr, kurz bevor Sie zu Bett gehen.
- Essen Sie nicht zu viele Zitrusfrüchte (Zitrone, Orange, Grapefruit).
- Beschränken Sie Ihren Alkohol-, Nikotin- sowie Kaffee- und Teekonsum.
- Reduzieren Sie Übergewicht.
- Tragen Sie keine einengenden Gürtel oder Kleidung mit zu engem Hosen- bzw. Rockbund.

- Beugen Sie sich stets nur langsam nach vorn.
- Stellen Sie das Kopfende Ihres Bettes einige Zentimeter höher als das Fußende.
- Meiden Sie Stress.

Das können Sie tun

Tritt Sodbrennen nicht regelmäßig auf, also beispielsweise nur während der Schwangerschaft, können Sie mit sanften Naturheilmethoden gute und nachhaltige Erfolge erzielen.

Homöopathie

Arsenicum album C6 lindert die Symptome.

- Nehmen Sie es alle 15 Minuten, sobald die Beschwerden auftreten.

Phytotherapie

Die Inhaltsstoffe von Fenchel wirken beruhigend und entkrampfend.

Fencheltee

1 gehäufter TL zerdrückte Fenchelfrüchte
1 Tasse kochendes Wasser

Zubereitung und Anwendung:
Überbrühen Sie die zerdrückten Fenchelfrüchte (erst kurz vor der Zubereitung zerstoßen) mit dem kochenden Wasser, lassen Sie den Tee 10 Minuten lang ziehen, und seihen Sie ihn dann ab. Trinken Sie 2- bis 3-mal täglich unmittelbar nach den Mahlzeiten jeweils 1 Tasse von diesem Tee.

Zubereitungen mit Fenchel sollten über einen längeren Zeitraum hinweg (mehrere Wochen) nicht ohne Rücksprache mit dem Arzt eingenommen werden.

Kamillentee

1 EL getrocknete Kamillenblüten
1 Tasse kochendes Wasser

Zubereitung und Anwendung:
Brühen Sie einen Tee auf, den Sie 5 bis 10 Minuten ziehen lassen und dann vor jeder Mahlzeit trinken. Mit Kamillenanwendungen können Sie akute Beschwerden direkt lindern, jedoch Sodbrennen auch vorbeugen.

Teemischung I mit Kamille

20 g getrocknete Kamillenblüten
20 g getrocknete Pfefferminzblätter
10 g getrocknete Enzianwurzel
1 Tasse kochendes Wasser

Zubereitung und Anwendung:
Vermischen Sie die Kräuter gut. Übergießen Sie dann 1 gehäuften Teelöffel der Kräutermischung mit dem kochenden Wasser, und seihen Sie den Tee nach 5 bis 10 Minuten ab. Trinken Sie jeweils 1 Tasse davon nach den Mahlzeiten.

Teemischung II mit Kamille

10 g getrocknete Kamillenblüten
10 g getrockneter Fenchel
10 g getrocknete Melisse
10 g getrocknete Eibischblätter
10 g getrocknete Süßholzwurzel
1 Tasse kochendes Wasser

Zubereitung und Anwendung:
Vermischen Sie die Kräuter gut. Übergießen Sie dann 1 gehäuften Teelöffel der Kräutermischung mit dem kochenden Wasser, und seihen Sie den Tee nach 5 bis 10 Minuten ab. Trinken Sie jeden Tag 3 Tassen ungezuckerten Tee.

Teemischung III mit Kamille

20 g getrocknete Kamillenblüten
10 g getrocknete Huflattichblätter
10 g getrocknete Süßholzwurzel
5 g getrocknete Baldrianwurzel
5 getrocknete Erdrauchwurzel
1 Tasse kochendes Wasser

Zubereitung und Anwendung:
Vermischen Sie die Kräuter gut. Übergießen Sie dann 1 gehäuften Teelöffel der Kräutermischung mit dem kochenden Wasser, und seihen Sie den Tee nach 5 bis 10 Minuten ab. Trinken Sie jeweils eine Stunde nach den Mahlzeiten eine Tasse dieses Tees.

Weitere sanfte Heilmethoden

- Trinken Sie bei Sodbrennen Milch, sie neutralisiert die Magensäure.
- Die Einnahme von Heilerde schafft meistens eine sofortige Linderung.

Großmutters Rat

Als altes Hausmittel gegen Sodbrennen gilt Apfelessig, obwohl es auf den ersten Blick nicht sinnvoll erscheint, mithilfe seiner Säure wiederum überschüssige Magensäure zu bekämpfen. Durch diese ist die normale Balance zwischen Säuren und Basen im Körper gestört.. Die im Apfelessig enthaltenen Mineralstoffe wirken basisch und stellen und stellen so das Gleichgewicht wieder her. Trinken Sie daher vorbeugend oder auch bei Auftreten der Beschwerden zu jeder Mahlzeit ein halbes Glas Wasser mit 1 Teelöffel Apfelessig.

Verstopfung

Wie oft man „muss", ist individuell sehr verschieden. So schwankt die Stuhlganghäufigkeit zwischen dreimal am Tag bis zu dreimal pro Woche. Von Verstopfung (medizinisch als Obstipation bezeichnet) spricht man bei weniger als drei Stuhlgängen pro Woche. Typisch für eine Verstopfung sind Völle- und Druckgefühl im Unterbauch sowie Blähungen, Bauchschmerzen und -krämpfe oder auch plötzlich einsetzender Durchfall.

Grund für die Beschwerden ist, dass der Nahrungsbrei im Darm durch einen drastischen Wasserentzug stark eingedickt wird. Folglich verhärtet der Stuhl, was die Darmentleerung deutlich erschwert und zu den oben genannten Symptomen führt.

Die meisten Menschen greifen viel zu früh bzw. viel zu häufig zu Abführmitteln. Vor allem viele Frauen unterliegen schnell der Versuchung, durch Abführmittel ein paar Kilo zu verlieren. Durch den permanenten Gebrauch von Abführmitteln wird die Darmtätigkeit jedoch noch stärker beeinträchtigt, und in vielen Fällen ist eine chronische Verstopfung die Folge. Dies wiederum führt schnell zur Abhängigkeit von Abführmitteln, der Teufelskreis ist geschlossen, und der gewünschte Erfolg bleibt aus.

Die Ursachen

Bei der Obstipation unterscheidet man zwischen der akuten und der chronischen Form.

Die häufigsten Ursachen für eine *akute Verstopfung* sind:

- Bewegungsmangel,
- falsche, nämlich ballaststoffarme Ernährung (vgl. dazu das Kapitel „Die Ernährungstherapie" auf den Seiten 26–30),
- Flüssigkeitsmangel,
- langes Liegen, beispielsweise wegen einer Krankheit,
- überwiegend sitzende Tätigkeiten,
- Schwangerschaft,
- Stress,
- gestörte Darmflora.

Eine *chronische Verstopfung* ist zurückzuführen auf:

- bestimmte Erkrankungen wie Diabetes mellitus,
- chronischen Missbrauch von Abführmitteln,
- bestimmte Medikamente wie Psychopharmaka oder Antihistaminika,
- zusätzliche Gabe von Vitaminen und Mineralstoffen.

Wie kann man vorbeugen?

An erster Stelle stehen hier eine ballaststoffreiche Ernährung und viel Bewegung. Zu den ballaststoffreichen Lebensmitteln zählen z. B. Vollkornprodukte, Obst, Salat und Gemüse, vor allem Hülsenfrüchte. Wenn Sie eine sitzende Tätigkeit ausüben, sollten Sie sich zwischendurch immer wieder bewegen. Machen Sie einen Spaziergang, oder gehen Sie schwimmen.

Sorgen Sie auch für eine ausreichende Flüssigkeitszufuhr: Drei Liter täglich sollten es schon sein. Beschränken Sie sich dabei auf Mineralwasser sowie Kräuter- und Früchtetees. Rotwein und schwarzer Tee sind ebenso vom Speiseplan zu streichen wie Schokolade und andere Süßigkeiten. Nehmen Sie statt drei großen lieber fünf kleine Mahlzeiten zu sich.

Erziehen Sie sich und Ihren Darm:

- Gehen Sie unverzüglich auf die Toilette, wenn Sie „müssen", denn ein unterdrückter Stuhlgang fördert die Verstopfung.
- Gehen Sie jeden Tag zur gleichen Zeit auf die Toilette.
- Nehmen Sie sich genügend Zeit für Ihre „Sitzung". Lesen Sie etwas, oder lösen Sie ein Kreuzworträtsel – die Entspannung wirkt Wunder.

Das können Sie tun

- An erster Stelle: Greifen Sie nicht gleich zu Abführmitteln, sondern probieren Sie erst einmal alte und bewähre Hausmittel, wie sie auf Seite 140 f. zu finden sind. Auch mit einem sanft wirkenden Abführtee erzielen Sie gute Erfolge.

Akupressur

Der Akupressurpunkt liegt auf der Unterarmseite, etwa 4 Fingerbreit unterhalb des Handgelenks.

- Massieren Sie den Punkt mit einer Fingerkuppe.

Aromatherapie

3 Tropfen Rosmarinöl
3 Tropfen Majoranöl
2 Tropfen Kamillenöl
6 TL Mandelöl

Zubereitung und Anwendung:
Vermischen Sie die ätherischen Öle gut miteinander, und geben Sie sie dann in das Mandelöl. Massieren Sie mit der Mischung sanft Ihren Bauch, vor allem den Nabelbereich.

Fußreflexzonenmassage

Der entsprechende Punkt für die Eingeweide befindet sich im unteren Fußdrittel, etwa 4 Fingerbreit oberhalb der Ferse.

- Drücken Sie diesen Punkt, und massieren Sie ihn dann ungefähr 10 Minuten lang.

Homöopathie

- Bei hartem Stuhl können Sie 5 Globuli *Magnesium chloratum* C6 morgens und abends jeweils 5 Minuten vor dem Essen nehmen.
- *Alumen* C6 (alle 2 Stunden, bis zu höchstens 10 Dosen) hilft, wenn Sie beim Stuhlgang sehr stark pressen müssen.

Phytotherapie

Abführtee mit Brennnesseln

1 TL getrocknete Brennnesselblätter
1 TL getrocknete Ackerwinde
1 TL getrocknete Faulbaumrinde
1 Tasse kochendes Wasser

Zubereitung und Anwendung:
Vermischen Sie die Kräuter gut miteinander. Bereiten Sie aus 1–2 Teelöffeln der Kräutermischung und dem kochenden Wasser einen Aufguss. Lassen Sie den Tee ungefähr 8 Minuten ziehen, und seihen Sie ihn dann ab. Trinken Sie täglich 2–3 Tassen des Tees.

Löwenzahntee

1–2 TL getrocknete Löwenzahnblätter
1 Tasse heißes Wasser

Zubereitung und Anwendung:
Geben Sie die Löwenzahnblätter in das heiße Wasser, und seihen Sie den Tee nach 10 Minuten ab. Trinken Sie morgens 1 Tasse des Tees.

Andere sanfte Heilmethoden

- Trinken Sie mehrmals täglich 1 Glas Wasser, dem Sie 1 Esslöffel Apfelessig und etwas Honig zugegeben haben.
- Noch vor dem Frühstück sollten Sie am Abend vorher eingeweichte Backpflaumen essen. Die „durchschlagende“ Wirkung lässt nicht lange auf sich warten.
- Essen Sie täglich Joghurt oder auch Kefir. Die darin enthaltenen Milchsäurebakterien regulieren die Darmflora.
- Essen Sie jeden Tag 250 Gramm rohes Sauerkraut, oder trinken Sie ein Glas

Sauerkrautsaft aus dem Reformhaus. Die darin enthaltene Milchsäure regt die Drüsen von Darm und Magen dazu an, Verdauungssäfte freizusetzen, welche einer (chronischen) Verstopfung entgegenwirken. Über die vielfältigen weiteren Gesundheitswirkungen des „Powerkrauts" informiert Sie der Ratgeber *Fit und gesund mit Sauerkraut* von Sonja Carlsson, erschienen im Seehamer Verlag.

Wechseljahresbeschwerden

Ab 40 macht sich wohl jede Frau Gedanken darüber, wie lange es noch dauern wird, bis die ersten Beschwerden, die eindeutig den Wechseljahren zuzuordnen sind, auch bei ihr auftreten. Trotz aller „Aufklärungsversuche" darüber, dass die Wechseljahre zum ganz normalen Leben einer jeden Frau gehören und durchaus keine „Verurteilung" zu einem Leben in Abgeschiedenheit oder Zurückgezogenheit darstellen, beschleicht die meisten Frauen dennoch ein ungutes Gefühl bei diesem Stichwort.

In einer jugendlich orientierten Gesellschaft, in der Menschen ab 35 bereits als relativ alt gelten, ist das auch kein Wunder. Doch Wechseljahre sind kein Schicksal, das die Frau ereilt, sobald ein gewisses Alter erreicht wird, im Gegenteil: Mit den Wechseljahren beginnt ein neuer Lebensabschnitt, in dem man von gewissen Verantwortungen befreit wird (das Risiko einer Schwangerschaft besteht nicht mehr) und sich sein Leben neu gestalten kann. Statt zu verzagen sollten Sie sich neue Ziele setzen, Ihrem Leben neue Inhalte setzen und alte Inhalte neu beleben. Je mehr Sie die Wechseljahre als einen natürlichen Vorgang betrachten, desto weniger Beschwerden werden bei Ihnen auftreten.

Was passiert dabei im Körper?

Die Medizin versteht unter Wechseljahren oder Klimakterium eine bis zu 20 Jahre dauernde Lebensphase, in welcher sich der weibliche Organismus langsam umstellt. Die Fruchtbarkeit geht allmählich zurück, bis schließlich eine Schwangerschaft nicht mehr möglich ist.

Das Ende der Fruchtbarkeit bildet die letzte natürliche, also ohne Medikamente ausgelöste Regelblutung, die als *Menopause* bezeichnet wird. Ihren genauen Zeitpunkt kann man nur nachträglich genau festlegen, da definitionsgemäß die Blutung ein Jahr ausbleiben muss. In der Regel liegt die Menopause um das 50. Lebensjahr.

Die Zeit davor nennt man *Prämenopause*, die Zeit danach *Postmenopause*, den Zeitraum direkt vor und nach der Menopause *Perimenopause*.

Die Östrogenproduktion sinkt

Wie bei allen Vorgängen im Körper, so stehen auch bei den Wechseljahren die Hormone im Mittelpunkt des Geschehens. In der Prämenopause verändert sich die Hormonlage, was bei mehr als der Hälfte der Frauen zu Zyklusstörungen führt (siehe Seite 149).

Die Östrogenproduktion wird langsam reduziert, der Eisprung findet dadurch immer seltener und unregelmäßiger statt. Die monatlichen Blutungen werden nach und nach schwächer, da die Hormonproduktion nicht mehr ausreicht, um den Aufbau der Gebärmutterschleimhaut auszulösen. Schließlich gibt es keine Schleimhaut mehr, die abgebaut werden muss, und die Blutungen hören auf.

Die nachlassende Östrogenproduktion wirkt sich jedoch nicht nur auf den Menstruationszyklus aus, sondern beeinflusst auch andere Bereiche des Körpers. So bewirken Östrogene den Aufbau der Gebärmutterschleimhaut, bewahren die Schleimhäute von Scheide, Blase, Mund, Bindehaut etc. vor Trockenheit; Östrogene sind auch für die typisch weibliche Behaarung verantwortlich, sie stimulieren die Bildung von Unterhautfettgewebe und sorgen so für die typisch weibliche Figur. Sie erhalten die Elastizität der Haut, verringern den Abbau von Knochenzellen, stimulieren das Wachstum, verbessern die Durchblutung und hellen die Stimmung auf. Da die Östrogenproduktion in den Wechseljahren immer weiter abnimmt, verändern sich auch all diese Prozesse.

Am deutlichsten bemerkt man die nachlassende Östrogenbildung anhand der Veränderungen des Menstruationszyklus.

Die Regelblutungen variieren jetzt in Stärke und Dauer, es können Vor- und Nachblutungen auftreten. Bleibt der Eisprung aus, so liegt das an der fehlenden Produktion von Gelbkörperhormon und folglich auch Progesteron. Die Regelblutung bleibt dann aus, und erst beim nächsten Eisprung wird die bis dahin aufgebaute Gebärmutterschleimhaut abgebaut, was dann zu einer verstärkten Regelblutung führt.

Die typischen Beschwerden

Hitzewallungen

Etwa jede vierte Frau leidet in den Wechseljahren unter Hitzewallungen. Plötzlich und ohne äußeren Auslöser tritt ein Hitzegefühl auf, das meist in der Brust beginnt und dann langsam bis in den Kopf hochsteigt. Die betroffenen Frauen bekommen meist einen hochroten Kopf, und das Herz klopft wie wild; schließlich steht ihnen der Schweiß auf der Stirn. Nach wenigen Minuten ist dann alles wieder vorbei.

Solche Angst bereitenden Hitzewallungen haben aber nur wenige Frauen. Bei den meisten äußern sie sich lediglich in einem kurz anhaltenden Wärmegefühl ohne Schweißausbruch und Herzklopfen.

Trockenheit von Haut und Schleimhaut

Aufgrund der nachlassenden Östrogenproduktion geht in den Wechseljahren der Feuchtigkeitsgehalt von Haut und Schleimhaut zurück, die Haut verliert dadurch an Elastizität und wird dünner. Passen Sie daher Ihre Hautpflege jetzt der veränderten Hautstruktur an. Der Feuchtigkeitsverlust der Schleimhäute macht sich beispielsweise beim Geschlechtsverkehr bemerkbar, der wegen der trockenen Scheidenschleimhaut eventuell schmerzhaft sein kann. Auch an den Augen äußert sich der Feuchtigkeitsverlust: Sie brennen manchmal, und man hat das Gefühl, etwas Sand darin zu haben.

Schlafstörungen

Durch die hormonelle Umstellung wird auch das Schlafverhalten beeinflusst. Manche Frauen klagen deshalb in den Wechseljahren über Schlafstörungen (siehe auch Seite 123). Sie wachen nachts öfter auf – manchmal wegen Hitzewallungen – und können dann nicht mehr sofort einschlafen. Dies wirkt sich natürlich am nächsten Tag negativ auf die Leistungsfähigkeit aus.

Osteoporose

Die Osteoporose (siehe auch Seite 108) gehört zu den wirklich schweren Folgen der Wechseljahre, doch sind von ihren dramatischen Auswirkungen bei weitem nicht alle Frauen betroffen, da nicht allein Östrogen den Knochenauf- und -abbau reguliert, sondern andere Hormone ebenfalls daran beteiligt sind. Wichtig ist, und das betrifft nicht nur die Osteoporose, sondern alle während der Wechseljahre eintretenden Beschwerden, seinen Körper genau zu beobachten und bei eventuellen Veränderungen einen Arzt aufzusuchen.

Stimmungsschwankungen

Stimmungsschwankungen bis hin zu Depressionen gelten als typische psychische Beschwerden der Wechseljahre. Hierfür ist nicht das Östrogen allein verantwortlich zu machen, denn Depressionen werden häufig auch durch die äußeren Umstände verursacht bzw. ausgelöst, die sich in dieser Zeit bei manchen Frauen deutlich verändern. So findet man als Gründe für die Wechseljahres-Depression:

- das so genannte empty-nest-Syndrom. Damit bezeichnet man die Situation, dass die Kinder erwachsen sind, den elterlichen Haushalt verlassen und sich so auch der elterlichen Sorge entziehen. Da der Partner in der Regel noch berufstätig ist, bleibt die nicht im Berufsleben stehende Frau mehr oder minder allein zurück und hat jetzt keine für sie fassbare Aufgabe mehr. In der Folge können sich Depressionen einstellen;
- die Erkenntnis, dass die bisher als positiv empfundene Beziehung zum Lebenspartner vielleicht doch nicht so optimal ist, wie sie sein könnte. Schließlich können auch Beziehungen „in die Jahre" kommen;
- das Überdenken der eigenen Situation. Automatisch zieht „frau" bei dieser Lebenszäsur Bilanz über das bisher Gewesene und fragt sich, ob sie zumindest annähernd all das erreicht hat, was sie sich in jungen Jah-

Sich selbst akzeptieren

„Wir hatten keine Zeit für Wechseljahre." Wohl jede jüngere Frau kennt diesen Kommentar unserer Mütter und Großmütter, die in den Kriegs- und Nachkriegsjahren mit diesem Problem konfrontiert wurden. Möglicherweise steckt ein Körnchen Wahrheit in dem Ausspruch: Zwei unabhängig voneinander durchgeführte Untersuchungen haben aufgezeigt, dass Art und Ausmaß der Wechseljahresbeschwerden wie Schweißausbrüche, Schlaflosigkeit oder Depressionen offenbar stark von den individuellen Lebensvorstellungen, dem häuslichen Umfeld und ganz besonders vom Selbstwertgefühl der jeweiligen Frau abhängen. Psychosoziale Faktoren wie bisheriger oder zu erwartender beruflicher Erfolg, die Qualität der Beziehung zum Partner und natürlich die gefühlsmäßige Stabilität der Frau spielen eine große Rolle.

ren für ihr Leben gewünscht und vorgestellt hat;
- die Schwierigkeit, eventuell beruflich wieder Fuß zu fassen. Frauen um die 50 sind ebenso wie Männer dieses Alters generell nur noch schwer vermittelbar. Zudem haben sie ihren erlernten Beruf möglicherweise jahrzehntelang nicht mehr ausgeübt, sind altersbedingt nicht mehr so belastbar wie gefordert und haben meist auch mit den neuen Techniken keine Erfahrung, die heute den beruflichen Alltag weitgehend bestimmen.

Manche Frauen konzentrieren sich in den Wechseljahren zu stark auf die sich in dieser Zeit einstellenden Veränderungen in ihrem häuslichen Umfeld, neue Perspektiven sehen sie nicht. Verständlich, dass manche dann mit Depressionen reagieren.

Wie kann man vorbeugen?

Hitzewallungen kommen plötzlich, ohne Vorwarnung, doch durch einige prophylaktische Maßnahmen können sie ihren Schrecken verlieren. Dazu gehören beispielsweise:
- Benutzen Sie für Ihre Kleidung nur atmungsaktive Materialien wie z. B. Baumwolle oder Seide. Sie saugen den Schweiß auf und lassen die Haut besser atmen.
- Wenn bei Ihnen bereits Hitzewallungen aufgetreten sind, sollten Sie sich in Zukunft so anziehen, dass Sie sich bei der nächsten Wallung wie eine Zwiebel enthäuten können. Tragen Sie also nicht nur einen Pulli, sondern noch eine Bluse oder ein T-Shirt darunter.
- Verwenden Sie nachts nur eine dünne Zudecke (natürlich ohne dass Sie frieren).
- Bewegen Sie sich viel, treiben Sie Sport.
- Meiden Sie schweißtreibende Nahrungsmittel wie gewürzte Speisen, schwarzen Tee, Kaffee und Alkohol.
- Sorgen Sie für eine ausreichende Flüssigkeitsaufnahme.
- Bauen Sie Übergewicht ab.

Schlafstörungen beeinträchtigen die körperliche und geistige Leistungsfähigkeit am nächsten Tag. Mit ein paar vorbeugenden Maßnahmen können Sie sich helfen:
- Halten Sie einen geregelten Schlaf-/Wachrhythmus ein, auch am Wochenende.
- Schalten Sie abends mithilfe von Entspannungstechniken ab.
- Ernähren Sie sich ausgewogen.
- Essen Sie in den drei Stunden, bevor Sie zu Bett gehen, nichts mehr.

- Wenn Sie nachts schwitzen, regulieren Sie die Temperatur im Schlafzimmer. 18 °C genügen!
- Verwenden Sie atmungsaktive Bett- und Nachtwäsche.
- Achten Sie darauf, dass Ihr Schlafzimmer lärmfrei und gut belüftet ist.

Mit ähnlichen Maßnahmen wie bei den Schlafstörungen kann man auch eventuellen *Depressionen* vorbeugen. Zudem hilft Folgendes:

- Reden Sie mit Ihrem Partner über das Problem des Älterwerdens.
- Akzeptieren Sie sich.
- Werden Sie aktiv, und erliegen Sie nicht einer evtl. Lethargie.
- Bewegen Sie sich viel an frischer Luft.
- Unterhalten Sie sich mit anderen Frauen, die ebenfalls in den Wechseljahren sind oder sie schon hinter sich haben. Sie werden sehen, dass Sie mit Ihren Problemen nicht alleine stehen.
- Machen Sie regelmäßig Entspannungsübungen.

Auch gegen *trockene Haut und Schleimhäute* lässt sich schon im Vorfeld etwas tun:

- Sorgen Sie für eine ausreichende Flüssigkeitszufuhr. Am besten eignen sich hier Mineralwasser sowie Kräuter- und Früchtetees.
- Ernähren Sie sich gesund. Essen Sie viel Obst, Gemüse und Milchprodukte (gegen Osteoporose), schränken Sie Ihren Fleischkonsum ein.
- Meiden Sie direkte Sonneneinstrahlung.
- Verzichten Sie auf übermäßigen Genuss von Nikotin und Alkohol.
- Wenn Sie beim sexuellen Verkehr Schmerzen wegen Trockenheit der Scheide verspüren, so verwenden Sie ein Gleitmittel.

Hinsichtlich der Osteoporose-Vorbeugung lesen Sie bitte Seite 110.

Vorsorgeuntersuchungen nutzen

Aufgrund der hormonellen Umstellung während der Wechseljahre erhöht sich das Risiko, an bestimmten Krebsarten zu erkranken (siehe Seite 100). Umso wichtiger ist es, dass Frauen gerade jetzt die Möglichkeit der Krebsfrüherkennungsuntersuchung regelmäßig wahrnehmen.

Das können Sie tun

Aromatherapie

Entspannung und Wohlbefinden erreichen Sie mithilfe der ätherischen Öle von Lavendel, Melisse und Orange.

- Wenn Sie nervös sind, geben Sie einige Tropfen auf ein Taschentuch und inhalieren Sie.
- Abends vor dem Einschlafen nehmen Sie ein warmes Bad, dem Sie einige Tropfen ätherisches Öl zugesetzt haben.

Bach-Blüten

Mit Bach-Blüten können Sie depressive Verstimmungen, die während der Wechseljahre auftreten, angehen. Nach der Lehre von Dr. Bach soll beispielsweise Traurigkeit mithilfe von Gentian, Honeysuckle, Mustard und Willow verschwinden; Gereiztheit spricht auf Holly und Impatiens an.

Phytotherapie

Gegen klimakterische Beschwerden liefert uns die Natur mit der Traubensilberkerze – auch „Wanzenkraut" genannt – ein wirksames Rezept. Sie enthält so genannte Phytoöstrogene, also pflanzeneigene Stoffe, die ähnlich wirken wie die weiblichen Sexualhormone, die Östrogene. Dank ihrer wertvollen Inhaltsstoffe ist die Traubensilberkerze in der Lage, das hormonelle Ungleichgewicht, das in den Wechseljahren besteht, auf natürliche und sanfte Art wieder auszugleichen. Die typischen körperlichen und seelischen Wechseljahresbeschwerden wie Schlafstörungen, Hitzewallungen oder Depressionen werden durch Fertigpräparate mit einem Extrakt der Traubensilberkerze schon nach wenigen Wochen gelindert. Die Fertigpräparate erhalten Sie in der Apotheke. Ähnliche Wirkungen werden auch für das Schlangenkraut beschrieben, das ebenfalls als Fertigpräparat in der Apotheke erhältlich ist.

Gegen depressive Stimmungen und Reizbarkeit, aber auch bei nachlassender sexueller Lust und Trockenheit der Scheide hilft Frauenmantel. Sein Wirkstoffextrakt ist in einigen Fertigpräparaten enthalten, der Tee wirkt lindernd:

Frauenmanteltee

2 TL getrocknete Frauenmantelblätter
1 Tasse kaltes Wasser

Zubereitung und Anwendung:
Kochen Sie die Blätter mit dem kalten Wasser kurz auf. Dann lassen Sie den Tee

15 Minuten lang ziehen und seihen ihn ab. Trinken Sie täglich 2 Tassen.

Salbeitee

2 TL getrocknete Salbeiblätter
1 Tasse kochendes Wasser

Zubereitung und Anwendung:
Bereiten Sie aus den Salbeiblättern und dem kochenden Wasser einen Aufguss, den Sie 5 Minuten ziehen lassen. Dann gießen Sie den Tee ab. Wenn Sie unter Hitzewallungen leiden, sollten Sie täglich 2 Tassen Salbeitee trinken, denn Salbei ist ein wahres Wundermittel gegen Schwitzen.

Weitere Anwendungen pflanzlicher Heilmittel finden Sie unter den Stichpunkten „Schlafstörungen" (Seite 123) und „Depressionen" (Seite 72).

Wasseranwendungen

Wasseranwendungen, wie sie Pfarrer Kneipp entwickelt hat, helfen bei vielen Wechseljahresbeschwerden, beispielsweise bei Kopfschmerzen, Schlafstörungen, Unruhe und Hitzewallungen.

- Wenn Sie unter *Schlafstörungen* leiden, versuchen Sie doch einmal ein Wechselfußbad. Sie brauchen dazu nur zwei Fußwannen: die eine mit warmem Wasser (ca. 36 °C), die andere mit kaltem Wasser (ca. 18 °C). Das Wasser sollte jeweils bis zur Wadenmitte reichen. Setzen Sie sich auf einen Hocker, und stellen Sie Ihre Füße ungefähr 5–10 Minuten ins warme Wasser, bis sich ein Wärmegefühl einstellt. Dann geben Sie die Füße für 10–20 Sekunden ins kalte Wasser. Wiederholen Sie den Vorgang 2- bis 3-mal. Danach trocknen Sie lediglich Ihre Fußsohlen ab, ziehen warme Strümpfe an und legen sich sofort ins Bett. Das Wechselfußbad darf bei Venen- und Gefäßerkrankungen nicht angewendet werden.
- *Hitzewallungen* lassen sich hervorragend mit einem kalten Armbad bekämpfen. Lassen Sie das Waschbecken mit kaltem Wasser (ca. 18 °C) volllaufen, und tauchen Sie Ihre Arme bis zur Mitte des Oberarms ungefähr 10–30 Sekunden lang in das kalte Wasser. Dann trocknen Sie Ihre Arme ab. Bei Gefäßkrämpfen oder organischen Herzkrankheiten sollte das kalte Armbad allerdings nicht angewendet werden.

Zyklusstörungen

Unter „Zyklusstörungen" werden verschiedene Beschwerden zusammengefasst, die sich entweder auf die Dauer des Zyklus oder auf Stärke und Häufigkeit der Regelblutung beziehen. So bezeichnet man sehr schwache Blutungen als *Hypomenorrhö,* sehr starke Blutungen als *Hypermenorrhö* und sehr lange Blutungen als *Menorrhagie.* Ist der Abstand zwischen den Regelblutungen zu lang, nennt man dies *Oligomenorrhö,* ist er zu kurz, *Polymenorrhö.* Bleibt die Blutung ganz aus, wird dies als *Amenorrhö* bezeichnet. Abzugrenzen von diesen Beschwerden ist die *Dysmenorrhö,* die schmerzhafte Regelblutung.

Typisch weiblich: der Zyklus der Frau

Wie unser gesamtes Leben, so wird auch der Zyklus der Frau durch das Wechselspiel der Hormone bestimmt. Die weiblichen Geschlechtshormone, vor allem das Östrogen, machen sich erstmals zu Beginn der Pubertät bemerkbar. Sie steuern die körperlichen und seelischen Veränderungen des jungen Mädchens, das sich nun zur Frau entwickelt. Mit der ersten Monatsblutung beginnt die gebärfähige Zeit der Frau, die ungefähr 35 Jahre andauert. Danach stellt der Körper die Östrogenproduktion langsam ein, und die Wechseljahre beginnen. Zwischen diesen beiden Eckpunkten bestimmt der periodisch einmal monatlich auftretende weibliche Zyklus deutlich den Lebensrhythmus der Frau.

Gesteuert wird der Zyklus durch verschiedene Hormone, die entsprechend der Zyklusphase gebildet werden. Jeden Monat erhält die Hirnanhangsdrüse (Hypophyse) vom Hypothalamus, einer Drüse im Zwischenhirn, den Befehl, die beiden Hormone FSH und LH (Follikel stimulierndes Hormon bzw. luteinisierendes Hormon) zu produzieren.

Diese beiden Hormone bewirken, dass in einem der beiden Eierstöcke – jeden Monat alternierend – eine Eizelle in einem winzigen Bläschen, dem so genannten Follikel, heranwächst. Der Follikel bildet nach Anregung durch FSH das wichtigste weibliche Geschlechtshormon, das Östrogen.

In der ersten Zyklushälfte ist das Östrogen dafür verantwortlich, dass die Regelblutung beendet wird und sich in der Gebärmutter eine neue Schleimhaut aufbauen kann.

Befindet sich die Eizelle im befruchtungsfähigen Zustand, platzt durch Wirkung von LH die Follikelhülle auf. Dies nennt man *Eisprung* oder *Ovulation*. Die Eizelle wandert nun über den Eileiter in die Gebärmutter. Während dieser Zeit lagert die leere Follikelhülle nach Anregung durch LH Partikel ein, und es entsteht der Gelbkörper, der in der zweiten Zyklushälfte zusätzlich zum Östrogen das Hormon *Progesteron* bildet. Letzteres sorgt dafür, dass sich die in der Gebärmutter aufgebaute Schleimhaut auflockert und so dem eventuell befruchteten Ei einen guten Nistplatz bietet. Somit wäre alles für eine Schwangerschaft vorbereitet.

Wurde das Ei jedoch nicht befruchtet, geht die Progesteron-Produktion zurück. Der Gelbkörper ist verbraucht. Sinkt die Progesteron-Konzentration unter eine gewisse Grenze, wird die Gebärmutterschleimhaut abgestoßen, und die Regelblutung setzt ein. Dies wiederum veranlasst den Hypothalamus, der Hypophyse zu signalisieren, erneut FSH und LH zu produzieren – der Zyklus beginnt erneut.

Dieses ziemlich komplizierte und sensible Zusammenspiel der verschiedenen weiblichen Geschlechtshormone kann natürlich gestört werden. Abhängig davon, welches Hormon nicht, zu wenig oder zu viel produziert wird, kann es zu Zyklusstörungen kommen.

Amenorrhö

Bleibt die monatliche Regelblutung aus, spricht man von einer Amenorrhö. Um eine *primäre Amenorrhö* handelt es sich, wenn bis zum 16. Lebensjahr keine monatliche Regelblutung eintritt. Verursacht wird sie meist durch unterentwickelte Geschlechtsorgane, eine medizinische Behandlung durch einen Arzt ist unbedingt notwendig.

Auch die Anorexia nervosa, also die Magersucht, kann Ursache der primären Amenorrhö sein.

Bleiben nach einer längeren Zeit normaler Zyklen die Regelblutungen länger als vier Monate aus, so bezeichnet man dies als *sekundäre Amenorrhö*. Natürliche Ursachen hierfür sind:

- Schwangerschaft,
- Stillzeit,
- Wechseljahre.

Doch die sekundäre Amenorrhö kann auch durch andere Faktoren ausgelöst werden, beispielsweise durch:

- Funktionsstörung des Eierstocks,
- eine Zerstörung der Gebärmutterschleimhaut nach einer Infektion oder einer Ausschabung,
- extreme Diäten bzw. allgemeinen Versorgungsmangel,
- psychische Belastungen,
- Absetzen der Antibabypille nach längerer Einnahme.

Dysmenorrhö

Mehr als die Hälfte aller Frauen leidet unter einer schmerzhaften Regelblutung. Sie berichten über krampfartige, ziehende Schmerzen und ein Spannungsgefühl im Unterbauch. Meist treten außerdem noch Rückenschmerzen, deutliche Beeinträchtigung der Leistungsfähigkeit, Übelkeit, eventuell Erbrechen, zum Teil starke Kopfschmerzen oder sogar Migräne auf.

Auch Stimmungsschwankungen, Unruhe, Gereiztheit und depressive Verstimmung werden beobachtet. Zwar verschwinden die Beschwerden meist bereits in den ersten beiden Tagen der Regelblutung, doch bleiben sie bei einigen Frauen länger bestehen. Dabei können Leistungsfähigkeit und Wohlbefinden so stark beeinträchtigt sein, dass die Betroffenen das Bett hüten müssen.

Bei der Dysmenorrhö unterscheidet man die *primäre Form,* die schon beim jungen Mädchen vorhanden ist, und die *sekundäre Form,* die erst später auftritt. Die primäre Dysmenorrhö ist wesentlich häufiger als die sekundäre. Sie wird vor allem bei jungen Mädchen beobachtet und hauptsächlich auf psychische Ursachen zurückgeführt. Bei der sekundären Dysmenorrhö liegen dagegen meist krankhafte Veränderungen der Geschlechtsorgane vor. Hier ist eine medikamentöse Behandlung erforderlich.

Hypermenorrhö

Werden mehr als fünf Binden oder sechs Tampons täglich benötigt, liegt eine Hypermenorrhö vor. Ursachen für den starken Blutverlust können sein:

- eine Infektion der Gebärmutterschleimhaut (Endometritis),
- eine gutartige Geschwulst in der Gebärmutter,
- das Vorkommen von Gebärmutterschleimhaut außerhalb der Gebärmutter (Endometriose),
- bösartige Tumoren der Gebärmutter,
- Hormonstörungen.

Aufgrund der großen Blutmengen, welche die Frau verliert, kann ebenso wie bei der Polymenorrhö (siehe Seite 152) eine Eisenmangelanämie auftreten. Die Hypermenorrhö muss unbedingt ärztlich abgeklärt und behandelt werden, schon allein wegen der Möglichkeit eines Gebärmutterkarzinoms.

Hypomenorrhö

Wenn die Menstruation mit nur geringen Blutungen einhergeht, spricht man von einer Hypomenorrhö. Verantwortlich hierfür sind:

- Hormonstörungen,
- Schilddrüsenerkrankungen,
- Nierenerkrankungen,

- Diabetes,
- bestimmte Medikamente wie die Antibabypille oder Psychopharmaka,
- psychische Erkrankungen,
- körperliche Belastungen.

Auch eine Hypomenorrhö muss ärztlich abgeklärt und dann die Grunderkrankung behandelt werden.

Menorrhagie

Von einer verlängerten Regelblutung oder Menorrhagie spricht man, wenn die Regelblutung länger als sechs Tage andauert. Auch ihr liegen meist organische Erkrankungen zugrunde wie:

- Hormonstörungen,
- Blutgerinnungsstörungen,
- Stoffwechselerkrankungen,
- Entzündungen der Gebärmutterschleimhaut
- bösartige Gebärmuttertumoren,
- Eierstockerkrankungen.

Aufgrund dieser organischen Ursachen muss die Menorrhagie vom Gynäkologen behandelt werden.

Oligomenorrhö

Beträgt der Abstand zwischen den einzelnen Regelblutungen mehr als 35 Tage, so liegt eine Oligomenorrhö vor. Folgende Ursachen kommen infrage:

- Funktionsstörungen der Eierstöcke,
- Eierstockerkrankungen, beispielsweise viele kleine Zysten,
- hormonelles Ungleichgewicht, beispielsweise ein Überschuss an männlichen Geschlechtshormonen,
- Tumore,
- Schilddrüsenunter- und -überfunktion,
- Magersucht,
- psychische Belastungen,
- Leistungssport.

Liegt keine organische Erkrankung vor, und fühlt sich die Frau nicht beeinträchtigt, ist eine Behandlung nicht unbedingt erforderlich.

Polymenorrhö

Von einer Polymenorrhö spricht man, wenn die Monatsblutung relativ häufig auftritt, wenn also zwischen den Monatsblutungen weniger als 23 Tage liegen. Gründe hierfür können sein:

- eine längere Störung der Östrogenproduktion,
- ein fehlender bzw. zu früher oder zu später Eisprung.

Wegen der häufigen Blutungen kann es zu einem für die betroffene Frau erheblichen Blutverlust kommen, was oft eine Eisenmangelanämie mit sich bringt.

Das können Sie tun

Da einige Zyklusstörungen durch zum Teil schwere organische Erkrankungen ausgelöst werden, sollten Sie unbedingt zum Arzt gehen, wenn solche Störungen bei Ihnen auftreten. Er wird dann entscheiden, ob und welche Behandlung einzuleiten ist. Mit sanften therapeutischen Maßnahmen können Sie jedoch vor allem bei der Dysmenorrhö gute Erfolge erzielen.

Aromatherapie

Gegen *krampfartige Schmerzen* während der Regelblutung eignet sich die Aromatherapie. Probieren Sie die ätherischen Öle von Cajeput, Salbei, Anissamen, Zypresse und Majoran.

5 Tropfen des entsprechenden Öls
1 EL Mandelöl

Zubereitung und Anwendung:
Mischen Sie das ätherische Öl mit dem Mandelöl. Massieren Sie etwa ab dem 10. Tag vor Eintritt der Regelblutung mit der Ölmischung jeden Tag behutsam Bauch und unteren Rücken.

Gegen *starke Blutungen* helfen die ätherischen Öle von Zypresse, Geranie und Wacholder.

- Vermischen Sie ein paar Tropfen eines der Öle mit 1 Esslöffel Mandelöl, und massieren Sie damit Ihren Bauch im Uhrzeigersinn.

Entspannung

Mit den unterschiedlichen Entspannungstechniken lösen Sie Verkrampfungen und Verspannungen. Auf diese Weise kann man beispielsweise mit autogenem Training auch eine gewisse Schmerzlinderung erzielen.

Homöopathie

Natürlich gibt es auch in der Homöopathie Mittel, die gegen Zyklusstörungen wirken. Dazu gehören u. a. *Cimicifuga, Ignatia, Calcium carbonaticum, Platinum, Pulsatilla* und *Sepia.*

- Sind Sie gereizt, und treten die Schmerzen plötzlich auf, sind diese stark und strahlen in den Rücken sowie den Lendenwirbelbereich aus, könnte sich *Belladonna* (Tollkirsche) eignen.
- Verstärken sich die Schmerzen trotz Ruhe und Wärme, sind sie unerträglich und halten die ganze Periode

lang an, könnte *Chamomilla* (Kamille) helfen.

- Bei krampfartigen, in alle Richtungen ausstrahlenden Schmerzen sollten Sie *Caulophyllum* (Frauenwurzel) ausprobieren.

Alle diese Mittel sollten Sie keinesfalls ohne eine Beratung und Untersuchung durch einen Homöopathen einsetzen. Nur ein entsprechend ausgebildeter Arzt oder Heilpraktiker kann entscheiden, zu welchem Konstitutionstyp Sie gehören, und Ihnen dann das entsprechende Mittel empfehlen.

Phytotherapie

Teemischung

1 EL getrocknete Brennnesselblätter
1 EL getrocknete Ringelblumenblüten
1 EL getrocknetes Frauenmantelkraut
1 EL getrocknete Schafgarbenblüten
1 EL getrocknete Himbeerblätter
1 EL getrocknetes Hirtentäschelkraut
1 Tasse kochendes Wasser

Zubereitung:
Vermischen Sie die Kräuter miteinander. Dann übergießen Sie 2 Teelöffel der Kräutermischung mit dem kochenden Wasser. Lassen Sie den Tee 8 Minuten ziehen, und seihen Sie ihn ab.

Anwendung:
Vor allem Brennnessel hilft bei Schmerzen und Krämpfen. Trinken Sie während der Regelblutung täglich 2 Tassen.

Gemeiner-Dost-Tee

1 TL getrockneter Gemeiner Dost
1 Tasse kochendes Wasser

Zubereitung:
Überbrühen Sie das Kraut mit dem kochenden Wasser, lassen Sie den Tee 5 bis 10 Minuten ziehen, und gießen Sie ihn dann ab.

Anwendung:
Schmerzen, Krämpfe, Kopfschmerzen und Angstzustände sind Anwendungsbereiche für den Gemeinen Dost. Er wirkt entspannend und fördert überdies die Verdauung. Trinken Sie bereits eine Woche vor Einsetzen der Regelblutung täglich 2–3 Tassen von dem Tee.

Engelwurztee

1 TL getrockneter Engelwurz
1 Tasse kochendes Wasser

Zubereitung:
Überbrühen Sie den Engelwurz mit dem kochenden Wasser, lassen Sie den Tee

5–10 Minuten ziehen, und gießen Sie ihn dann ab.

Anwendung:
Bei Menstruationsstörungen, die mit Schmerzen, Müdigkeit und Verdauungsproblemen verbunden sind, hilft Engelwurz. Er lindert Schmerzen, löst Krämpfe, wirkt anregend, fördert die Verdauung und reguliert die Blutung. Trinken Sie bereits eine Woche vor Einsetzen der Regelblutung 2–3 Tassen täglich.

Frauenmanteltee

1 TL getrockneter Frauenmantel
1 Tasse kochendes Wasser

Zubereitung:
Überbrühen Sie das Kraut mit dem kochenden Wasser, lassen Sie den Tee 5 bis 10 Minuten ziehen,und gießen Sie ihn dann ab.

Anwendung:
Kommen während der Periode zu den Krämpfen und Unterleibsschmerzen auch noch Kopfschmerzen hinzu, sollten Sie es einmal mit Frauenmantel versuchen. Er beruhigt, lindert die Schmerzen und wirkt intensiv auf alle Unterleibsorgane. Trinken Sie täglich 2–3 Tassen von dem Tee, prophylaktisch auch schon eine Woche vor Einsetzen der Regelblutung.

Ingwertee

1 TL getrocknete Ingwerwurzel
1 Tasse kochendes Wasser

Zubereitung:
Überbrühen Sie die zerkleinerte Ingwerwurzel mit dem kochenden Wasser, lassen Sie den Tee 5–10 Minuten ziehen, und gießen Sie ihn dann ab.

Anwendung:
Schmerzen, starke Blutungen und entzündliche Krämpfe sprechen gut auf Ingwer an. Er wirkt krampflösend, schmerzlindernd und kreislaufanregend. Trinken Sie bereits eine Woche vor Einsetzen sowie während der Regelblutung täglich 2–3 Tassen.

Achtung!
Der Tee ist sehr scharf! Sie können die Wurzel auch roh essen.

Johanniskrauttee

1 TL getrocknetes Johanniskraut
1 Tasse kochendes Wasser

Zubereitung:
Überbrühen Sie das Kraut mit dem kochenden Wasser, lassen Sie den Tee 5 bis 10 Minuten ziehen, und gießen Sie ihn dann ab.

Anwendung:
Gegen Krämpfe während der Regelblutung und nervöse Spannungszustände hilft Johanniskraut. Es lindert Schmerzen, löst Krämpfe und beruhigt. Trinken Sie bereits eine Woche vor Einsetzen sowie während der Regelblutung täglich 2–3 Tassen Johanniskrauttee.

Kamillentee I

3 TL getrocknete Kamillenblüten
1 Tasse kochendes Wasser

Zubereitung:
Gießen Sie die Kamillenblüten mit dem kochenden Wasser auf. Lassen Sie den Tee 15 Minuten zugedeckt ziehen, und seihen Sie ihn dann ab.

Anwendung:
Krampfartige Schmerzen während der Regelblutung sprechen auf Kamille an. Trinken Sie bei Bedarf jeden Tag 3 Tassen.

Kamillentee II

1 TL getrocknete Kamillenblüten
1 Tasse kochendes Wasser

Zubereitung:
Überbrühen Sie die Kamillenblüten mit dem kochenden Wasser, lassen Sie den Tee 5–10 Minuten ziehen, und gießen Sie ihn dann ab.

Anwendung:
Auch gegen Verdauungsbeschwerden und Migräne im Rahmen der Regelblutung hilft die Kamille. Sie wirkt krampflösend, entzündungshemmend und beruhigend. Trinken Sie bereits eine Woche vor Einsetzen der Regel täglich 2–3 Tassen.

Kamillentee III

2 EL getrocknete Kamillenblüten
2 EL getrocknetes Gänsefingerkraut
1 Tasse kochendes Wasser

Zubereitung:
Vermischen Sie die Kräuter gut miteinander, und übergießen Sie 1 Teelöffel der Mischung mit dem kochenden Wasser. Lassen Sie den Tee zugedeckt 10 Minuten ziehen, und seihen Sie ihn dann ab.

Anwendung:
Diese Teemischung hilft ebenfalls gegen Schmerzen bei der Regelblutung. Trinken Sie täglich 3 Tassen davon.

Kamillevollbad

100 g getrocknete Kamillenblüten
1 l kochendes Wasser

Zubereitung:
Bereiten Sie aus den Kamillenblüten und dem kochenden Wasser einen Aufguss. Lassen Sie diesen ungefähr 10 Minuten zugedeckt ziehen, und seihen Sie ihn dann ab.

Anwendung:
Menstruationsbeschwerden lassen sich auch durch ein Kamillevollbad lindern. Schütten Sie den Aufguss in das warme Badewasser (35 °C), und genießen Sie das Bad 10–20 Minuten.

Kamillesitzbad

100 g getrocknete Kamillenblüten
1 l kaltes Wasser

Zubereitung und Anwendung:
Lassen Sie die Kamillenblüten über Nacht in dem kalten Wasser ziehen. Am nächsten Morgen kochen Sie alles auf, gießen den Sud ab und geben ihn zum Badewasser. Machen Sie 1–2 Tage vor der Periode ein Sitzbad mit diesem Kamillensud.

Schafgarbentee I

1 TL getrocknete Schafgarbe (mit Blüten)
1 Tasse kochendes Wasser

Zubereitung:
Überbrühen Sie das Kraut und die Blüten mit dem kochenden Wasser, lassen Sie den Tee 5–10 Minuten ziehen, und gießen Sie ihn dann ab.

Anwendung:
Wenn die Regelblutung mit Krämpfen, Schmerzen und Rückenbeschwerden verbunden ist, kann die Schafgarbe gute Dienste leisten. Sie beruhigt, löst Krämpfe, hemmt Entzündungen und regt den Stoffwechsel an. Trinken Sie bereits eine Woche vor Einsetzen der Regelblutung täglich 2–3 Tassen zur Prophylaxe.

Schafgarbentee II

1 TL getrocknetes Schafgarbenkraut
1 Tasse kochendes Wasser

Zubereitung:
Übergießen Sie das Kraut mit dem kochenden Wasser, und seihen Sie den Tee nach 10 Minuten ab.

Anwendung:
Sie sollten während der Regelblutung jeden Tag 2 Tassen von diesem Tee trinken, der eine starke Blutung verringert.

Schafgarbensitzbad

100 g getrocknete Schafgarbe
1 l kaltes Wasser

Zubereitung und Anwendung:
Lassen Sie das Kraut über Nacht in dem kalten Wasser ziehen. Am nächsten Morgen kochen Sie alles auf, gießen den Sud ab und geben ihn zum Badewasser. Machen Sie 1–2 Tage vor der Periode ein Sitzbad mit dem Schafgarbensud.

Wasseranwendungen

- Ein warmes Vollbad mit Lavendel- oder Melissezusatz wirkt entspannend und verringert so *krampfartige Schmerzen* bei einer Dysmenorrhö.

Stichwortverzeichnis